MORBUS CROHN
KOCHBUCH

Mit 100 leckeren und entzündungshemmenden Rezepten gegen Morbus Crohn! Inkl. 14 Tage Ernährungsplan & Farbfotos

Inhaltsverzeichnis

Einleitung

Morbus Crohn ist eine chronisch entzündliche Darmerkrankung, die sich durch wiederkehrende Entzündungen des Verdauungstrakts auszeichnet. Die Symptome können von Bauchschmerzen, Durchfall, Gewichtsverlust bis zu Erschöpfung reichen. Die Beeinträchtigungen, die diese Krankheit mit sich bringt, können das tägliche Leben erheblich beeinflussen, insbesondere wenn es um die Ernährung geht.

Die richtige Ernährung spielt eine entscheidende Rolle im Management von Morbus Crohn, da bestimmte Lebensmittel die Symptome verschärfen können, während andere dazu beitragen können, die Entzündung zu reduzieren und die Lebensqualität zu verbessern. Dieses Kochbuch wurde entwickelt, um Menschen mit Morbus Crohn eine vielfältige Palette von schmackhaften und gut verträglichen Rezepten anzubieten, die auf den spezifischen Ernährungsbedürfnissen dieser chronischen Erkrankung basieren.

Die Rezepte in diesem Kochbuch sind sorgfältig ausgewählt, um nicht nur schmackhaft und nahrhaft zu sein, sondern auch darauf abzielen, potenziell problematische Inhaltsstoffe zu minimieren. Es berücksichtigt die Bedürfnisse von Menschen mit Morbus Crohn, indem es eine Auswahl an Gerichten bietet, die leicht verdaulich sind und gleichzeitig ausgewogene Nährstoffe enthalten, um den Körper optimal zu unterstützen.

Durch die Integration von nährstoffreichen Zutaten und die Vermeidung von potenziell reizenden Lebensmitteln möchte ich eine praktische Ressource für Menschen mit Morbus Crohn schaffen, die ihre Ernährung bewusst gestalten möchten. Dieses Kochbuch soll nicht nur Inspiration in der Küche bieten, sondern auch dazu beitragen, die Herausforderungen im Zusammenhang mit Morbus Crohn durch eine geeignete Ernährung besser zu bewältigen.

Was ist Morbus Crohn?

Morbus Crohn ist eine chronisch entzündliche Darmerkrankung (CED), die den gesamten Verdauungstrakt betreffen kann. Diese Erkrankung ist nach dem amerikanischen Arzt Burrill Bernard Crohn benannt, der sie erstmals im Jahr 1932 beschrieb. Morbus Crohn ist zusammen mit der Colitis ulcerosa eine der beiden Hauptformen von CED.

Die genaue Ursache von Morbus Crohn ist nicht vollständig verstanden, es wird jedoch angenommen, dass eine Kombination von genetischen, immunologischen und Umweltfaktoren zu dieser Erkrankung beiträgt. Morbus Crohn kann Menschen jeden Alters betreffen, manifestiert sich jedoch häufiger bei jungen Erwachsenen zwischen 15 und 35 Jahren.

Die Erkrankung ist durch wiederkehrende Entzündungen des Verdauungstrakts gekennzeichnet, die von der Mundhöhle bis zum Anus auftreten können. Die Schwere und der Verlauf von Morbus Crohn können von Person zu Person stark variieren. In einigen Fällen können Komplikationen wie Darmverschlüsse, Abszesse oder Fisteln auftreten. Die Behandlung von Morbus Crohn zielt darauf ab, die Symptome zu lindern, Entzündungen zu kontrollieren und mögliche Komplikationen zu verhindern. Dies kann durch Medikamente, Ernährungsumstellungen und in einigen Fällen auch chirurgische Eingriffe erreicht werden.

Die Ernährung spielt eine wichtige Rolle im Management von Morbus Crohn, da bestimmte Lebensmittel die Symptome beeinflussen können. Daher ist es für Menschen mit Morbus Crohn oft notwendig, ihre Ernährung sorgfältig zu planen, um die bestmögliche Lebensqualität zu gewährleisten.

Symptome bei Morbus Crohn

Morbus Crohn kann eine Vielzahl von Symptomen verursachen, die den gesamten Verdauungstrakt betreffen können. Die Symptome können von Person zu Person unterschiedlich sein und reichen von mild bis schwer. Hier sind einige häufige Symptome von Morbus Crohn:

Bauchschmerzen und Krämpfe: Viele Menschen mit Morbus Crohn leiden unter wiederkehrenden Bauchschmerzen, insbesondere im unteren rechten Quadranten. Diese Schmerzen können von Krämpfen begleitet sein.

Durchfall: Chronischer Durchfall ist ein häufiges Symptom. Dieser kann wässrig oder blutig sein und oft von einem starken Drang zum Stuhlgang begleitet werden.

Gewichtsverlust: Aufgrund von Verdauungsproblemen und verminderter Nährstoffaufnahme können Menschen mit Morbus Crohn Gewicht verlieren.

Erschöpfung: Die chronische Entzündung und die damit verbundenen Symptome können zu Müdigkeit und allgemeiner Schwäche führen.

Appetitverlust: Viele Betroffene verlieren aufgrund der Symptome wie Bauchschmerzen und Übelkeit das Interesse an Essen.

Fieber: In einigen Fällen kann Morbus Crohn mit Fieber einhergehen, besonders wenn es zu Entzündungen oder Infektionen kommt.

Gelenkprobleme: Einige Menschen mit Morbus Crohn erleben Gelenkentzündungen, die als Arthritis bezeichnet werden.

Hautprobleme: Hautausschläge, Geschwüre oder andere Hautprobleme können auftreten, insbesondere wenn die Erkrankung auch die Haut betrifft.

Blutungen: Entzündungen können zu Blutungen führen, die im Stuhl sichtbar werden können.

Diagnose der Krankheit

Die Diagnose von Morbus Crohn erfordert in der Regel eine umfassende Untersuchung und Zusammenarbeit zwischen einem Arzt und verschiedenen diagnostischen Methoden. Hier sind einige der Schritte, die üblicherweise unternommen werden, um Morbus Crohn zu diagnostizieren:

Anamnese und körperliche Untersuchung: Der Arzt wird eine ausführliche Anamnese durchführen, in der er nach den Symptomen des Patienten, der Krankengeschichte und familiären Vorkommen von entzündlichen Darmerkrankungen fragt. Eine körperliche Untersuchung kann auch durchgeführt werden, um Anzeichen von Morbus Crohn zu erkennen, wie etwa Bauchschmerzen, Veränderungen im Gewicht oder Anomalien im Verdauungstrakt.

Bluttests: Blutuntersuchungen können auf Anzeichen von Entzündung und Mangelernährung hinweisen. Ebenso können bestimmte Marker im Blut auf eine entzündliche Darmerkrankung hindeuten.

Stuhlanalyse: Eine Analyse des Stuhls kann auf das Vorhandensein von Blut, Entzündungsmarkern und Infektionen im Verdauungstrakt hinweisen.

Bildgebende Verfahren: Verschiedene bildgebende Verfahren wie Röntgen, Computertomographie (CT) oder Magnetresonanztomographie (MRT) können eingesetzt werden, um den Zustand des Verdauungstrakts zu beurteilen, etwaige Entzündungen, Abszesse oder Darmverschlüsse zu identifizieren.

Endoskopie: Die Koloskopie und die Gastroskopie sind invasive Verfahren, bei denen ein dünner, flexibler Schlauch mit einer Kamera (Endoskop) durch den Mund oder den Anus eingeführt wird, um den Zustand des Verdauungstrakts direkt zu betrachten. Biopsien können während dieser Verfahren genommen werden, um Gewebeproben für eine genauere Diagnose zu erhalten.

Darmspiegelung: Eine Darmspiegelung, auch Sigmoidoskopie genannt, kann verwendet werden, um den unteren Teil des Dickdarms zu untersuchen und Proben zu entnehmen.

Bevorzugte Lebensmittel

Menschen mit Morbus Crohn haben oft unterschiedliche Verträglichkeiten und Präferenzen, da die Krankheit individuell verschieden verläuft. Es gibt jedoch bestimmte Lebensmittel, die in der Regel besser vertragen werden und die als gut geeignet gelten können. Hier sind einige bevorzugte Lebensmittel für Menschen mit Morbus Crohn:

Reis: Weißer Reis ist eine leicht verdauliche Kohlenhydratquelle, die oft gut vertragen wird.

Gekochte Gemüse: Gut gekochtes Gemüse wie Karotten, Kürbis, Zucchini und Spinat können eine gute Quelle für Vitamine und Mineralstoffe sein.

Mageres Fleisch: Hühnchen, Pute und Fisch sind proteinreiche Optionen mit geringem Fettgehalt, die leicht verdaulich sein können.

Eier: Gekochte oder pochierte Eier sind oft gut verträglich und bieten eine gute Proteinquelle.

Haferflocken: Haferflocken sind eine ballaststoffarme Getreideoption, die als Frühstück oder in Breiform konsumiert werden kann.

Laktosefreie Milchprodukte: Menschen mit Morbus Crohn können möglicherweise laktoseintolerant sein. Laktosefreie Milchprodukte wie lactosefreie Milch, Joghurt und Käse können eine Alternative sein.

Fermentierte Lebensmittel: Probiotische Lebensmittel wie Joghurt mit lebenden Kulturen können helfen, die Darmgesundheit zu unterstützen.

Gekochte Früchte: Äpfel (geschält), Bananen und gekochte Äpfel sind oft gut verträgliche Fruchtoptionen.

Weiße Kartoffeln: Gekochte weiße Kartoffeln können eine leicht verdauliche Quelle von Kohlenhydraten sein.

Nüsse und Samen: In Maßen genossen, können Nüsse und Samen eine gute Quelle für gesunde Fette und Proteine sein.

Zu vermeidende Lebensmittel

Menschen mit Morbus Crohn können individuell unterschiedlich auf bestimmte Lebensmittel reagieren. Dennoch gibt es einige allgemeine Richtlinien für Lebensmittel, die von vielen Menschen mit Morbus Crohn besser vermieden werden da sie möglicherweise Symptome verschärfen können. Hier sind einige Lebensmittel, die oft als problematisch betrachtet werden:

Rohes Gemüse und Obst: Rohe Gemüse und Obst können schwer verdauliche Ballaststoffe enthalten und sind möglicherweise schwieriger für den Darm zu verarbeiten. Gekochte oder gedünstete Varianten können besser verträglich sein.

Hülsenfrüchte: Bohnen und Linsen können Blähungen und gasartige Beschwerden verursachen, insbesondere bei Menschen mit empfindlichem Verdauungstrakt.

Milchprodukte: Einige Menschen mit Morbus Crohn entwickeln Laktoseintoleranz, was den Verzehr von Milch, Joghurt und Käse problematisch machen kann. Laktosefreie Alternativen können in Betracht gezogen werden.

Fettiges Fleisch: Stark gewürztes und fettiges Fleisch kann schwer verdaulich sein und möglicherweise Entzündungen im Verdauungstrakt verstärken.

Gewürzte Lebensmittel: Scharfe Gewürze, scharfe Saucen und stark gewürzte Speisen können bei einigen Menschen zu Reizungen führen.

Alkohol und Koffein: Alkohol und koffeinhaltige Getränke können die Symptome von Morbus Crohn verschärfen und die Darmfunktion beeinträchtigen.

Nüsse und Samen: Grobe Nüsse und Samen können bei einigen Menschen Schwierigkeiten verursachen. In einigen Fällen können sie jedoch in gemahlener Form verträglicher sein.

Kohlensäurehaltige Getränke: Kohlensäurehaltige Getränke können Blähungen verursachen und sollten möglicherweise eingeschränkt werden.

Übergang zu den Rezepten

Nachfolgend finden Sie 100 Rezepte, die Sie bei der Vorbeugung und bei der Verbesserung der Krankheit Morbus Crohn unterstützen sollen. Vom Frühstück über Vorspeisen bis zum Mittagessen, sowie zahlreichen Desserts, Beilagen und empfehlenswerten Smoothies, sollte für jeden Geschmack etwas dabei sein.

Ich wünsche Ihnen viel Spaß bei dem Ausprobieren und Nachkochen der Rezepte und vorab schon einmal einen guten Appetit!

Frühstück

Die Frühstücksoptionen in diesem Kochbuch sind darauf ausgerichtet, Menschen mit Morbus Crohn nährstoffreiche und leicht verdauliche Möglichkeiten zu bieten. Die Vielfalt dieser Rezepte unterstützt eine schonende morgendliche Ernährung.

Vollkornbrot mit Avocado und Spiegelei

Fertig in
15 Minuten

Portionen
2 Portionen

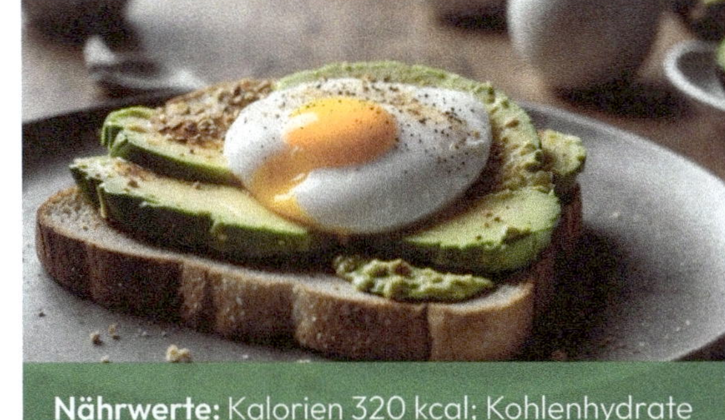

Nährwerte: Kalorien 320 kcal; Kohlenhydrate 25g; Protein 10g; Fett 20g

Zutaten:

- 4 Scheiben Vollkornbrot
- 2 reife Avocados
- 4 Eier
- Salz, Pfeffer

Zubereitung:

1. Als erstes die Avocados halbieren, den Kern entfernen und das Fruchtfleisch in Scheiben schneiden, die Vollkornbrotscheiben toasten und beiseitestellen.

2. Anschließend in einer Pfanne die Eier in etwas Öl zu Spiegeleiern braten und mit Salz und Pfeffer würzen.

3. Nachfolgend die getoasteten Vollkornbrotscheiben mit den Avocado Scheiben belegen und jeweils ein Spiegelei daraufsetzen.

4. Zuletzt mit Salz und Pfeffer abschmecken und sofort servieren. Guten Appetit!

Chia Pudding mit Himbeeren

Fertig in
5 Stunden (Einweichzeit
für Chia Samen)

Portionen
4 Portionen

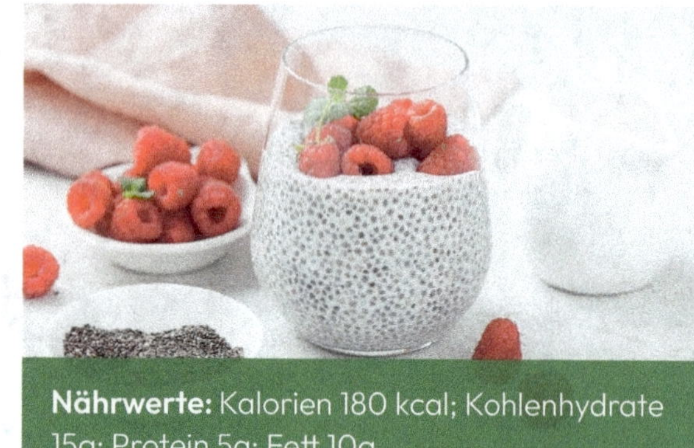

Nährwerte: Kalorien 180 kcal; Kohlenhydrate 15g; Protein 5g; Fett 10g

Zutaten:

- ½ Tasse Chia Samen
- 2 Tassen Mandelmilch
- 1 Teelöffel Vanilleextrakt
- 1 Esslöffel Ahornsirup
- Frische Himbeeren

Zubereitung:

1. Anfangs die Chia Samen in einer Schüssel mit Mandelmilch, Vanilleextrakt und Ahornsirup vermengen und die Mischung für mindestens 5 Stunden oder über Nacht im Kühlschrank quellen lassen.

2. Jetzt den Chia Pudding gleichmäßig auf Gläser verteilen und mit frischen Himbeeren garnieren.

3. Hiernach die Gläser abdecken und erneut für mindestens 2 Stunden kaltstellen, bis der Chia Pudding fest ist.

4. Abschließend die gekühlten Chia Pudding Gläser servieren. Guten Appetit!

Banane Pancakes

Fertig in
20 Minuten

Portionen
4 Portionen

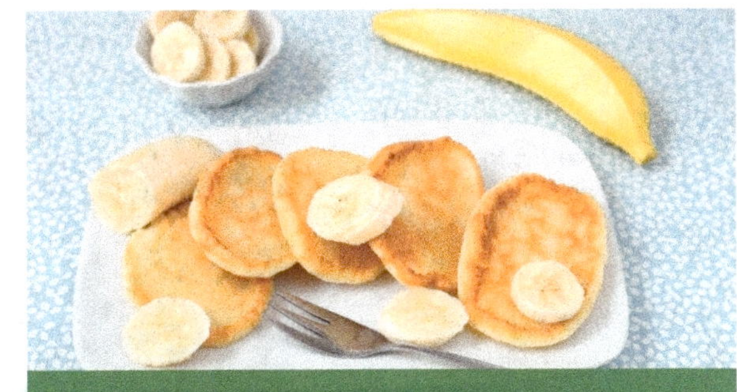

Nährwerte: Kalorien 250 kcal; Kohlenhydrate 30g; Protein 6g; Fett 12g

Zutaten:

- 2 reife Bananen
- 2 Tassen Hafermehl
- 2 Teelöffel Backpulver
- 1 Teelöffel Zimt
- 2 Eier
- 1 Tasse Mandelmilch
- Öl zum Braten

Zubereitung:

1. Vorab die Bananen schälen und in einer Schüssel zerdrücken.

2. Folglich das Hafermehl, Backpulver und Zimt hinzufügen und gut vermengen.

3. Als nächstes die Eier und Mandelmilch dazugeben und zu einem glatten Teig verrühren.

4. Danach in einer Pfanne etwas Öl erhitzen und portionsweise den Teig zu kleinen Pancakes braten, bis sie goldbraun sind.

5. Am Ende die Bananen Pancakes mit frischen Bananenscheiben garnieren und sofort servieren. Guten Appetit!

Rührei mit Kirschtomaten auf Schwarzbrot

Fertig in
15 Minuten

Portionen
2 Portionen

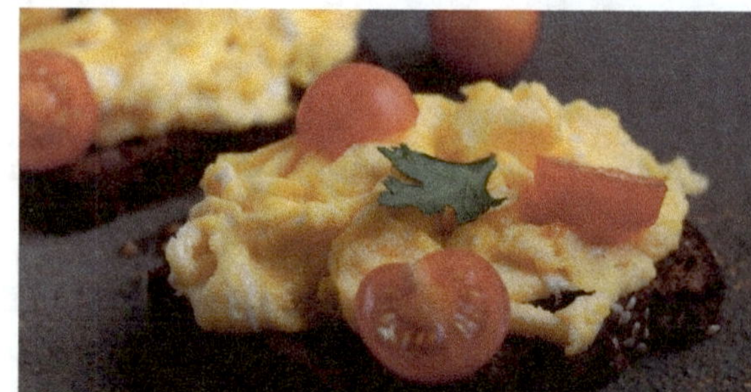

Nährwerte: Kalorien 280 kcal; Kohlenhydrate 20g; Protein 15g; Fett 16g

Zutaten:

- 4 Eier
- 8 Kirschtomaten
- 4 Scheiben Schwarzbrot
- Salz, Pfeffer

Zubereitung:

1. Zuerst die Eier in einer Schüssel verquirlen und mit Salz und Pfeffer würzen und die Kirschtomaten halbieren.

2. Daraufhin in einer Pfanne das Rührei zubereiten, die halbierten Kirschtomaten hinzufügen und alles gut vermengen.

3. Nun die Schwarzbrot-Scheiben toasten und das Rührei mit den Kirschtomaten darauf verteilen.

4. Als letztes sofort servieren. Guten Appetit!

Overnight Oats mit Äpfeln

Fertig in
5 Stunden (Einweichzeit
für Haferflocken)

Portionen
4 Portionen

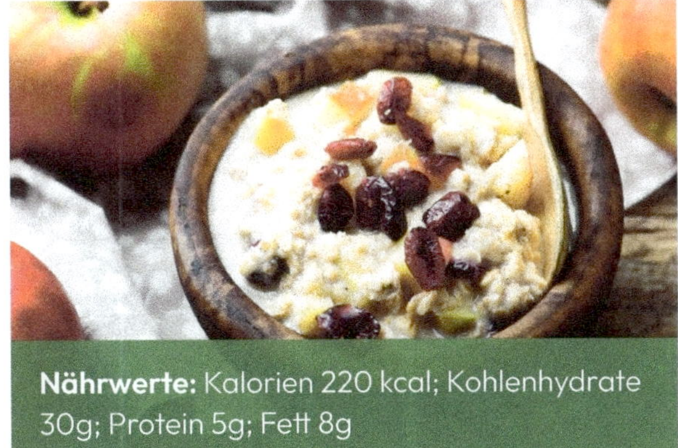

Nährwerte: Kalorien 220 kcal; Kohlenhydrate 30g; Protein 5g; Fett 8g

Zutaten:

- 2 Tassen Haferflocken
- 2 Äpfel
- 1 Tasse Preiselbeeren
- 1 Teelöffel Zimt
- Mandelmilch

Zubereitung:

1. Zu Beginn die Äpfel schälen und in kleine Würfel schneiden und die Preiselbeeren hinzufügen.

2. Im Anschluss die Haferflocken mit Mandelmilch vermengen, die geschnittenen Äpfel und Preiselbeeren dazugeben und mit Zimt würzen.

3. Im nächsten Schritt alles gut vermischen und abgedeckt für mindestens 5 Stunden oder über Nacht im Kühlschrank quellen lassen.

4. Letztlich die Overnight Oats in Gläser füllen und servieren. Guten Appetit!

Müsli mit Blaubeeren

Fertig in
10 Minuten

Portionen
2 Portionen

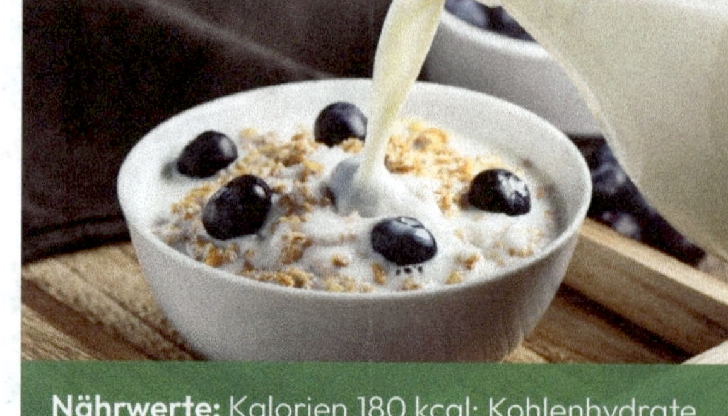

Nährwerte: Kalorien 180 kcal; Kohlenhydrate 25g; Protein 5g; Fett 7g

Zutaten:

- 1 Tasse Müsli (zuckerfrei)
- ½ Tasse Blaubeeren
- 1 Tasse Mandelmilch
- Honig

Zubereitung:

1. Am Anfang das Müsli in eine Schüssel geben und die Mandelmilch darüber gießen und die Blaubeeren hinzufügen.

2. Dann alles gut vermengen und nach Belieben mit Honig süßen.

3. Schließlich das Müsli in Schalen füllen und sofort servieren. Guten Appetit!

Joghurt mit frischen Brombeeren

Fertig in
5 Minuten

Portionen
2 Portionen

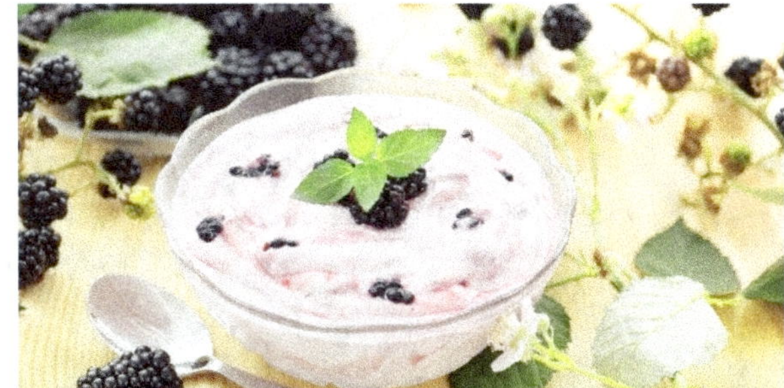

Nährwerte: Kalorien 150 kcal; Kohlenhydrate 12g; Protein 8g; Fett 9g

Zutaten:

- 1 Tasse Naturjoghurt
- 1 Tasse frische Brombeeren
- 1 TL Zitronen Saft
- 1 EL Honig

Zubereitung:

1. Im ersten Schritt den Naturjoghurt in Schalen aufteilen und mit dem Honig und Zitronensaft beträufeln.

2. Im nächsten Schritt die frischen Brombeeren waschen, abtropfen und dann darauf verteilen.

3. Im letzten schritt alles vorsichtig vermengen und sofort servieren. Guten Appetit!

Omelette mit Rucola und Tomaten

Fertig in
15 Minuten

Portionen
2 Portionen

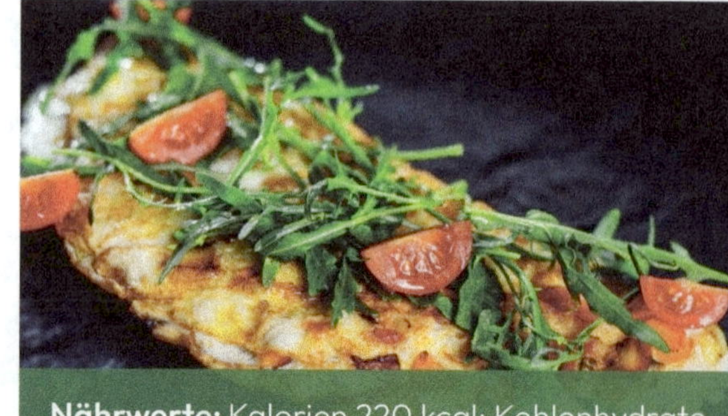

Nährwerte: Kalorien 220 kcal; Kohlenhydrate 5g; Protein 15g; Fett 16g

Zutaten:

- 4 Eier
- Handvoll Rucola
- 4 Tomaten
- Salz, Pfeffer

Zubereitung:

1. Vorerst die Eier in einer Schüssel verquirlen und mit Salz und Pfeffer würzen und die Tomaten in Scheiben schneiden.

2. Anschließend das Omelette in einer Pfanne zubereiten und die Tomatenscheiben hinzufügen und den Rucola darauflegen und das Omelette falten.

3. Zum Schluss alles gut durchgaren lassen und sofort servieren. Guten Appetit!

Haferbrei mit Blaubeeren und Mandeln

Fertig in
10 Minuten

Portionen
2 Portionen

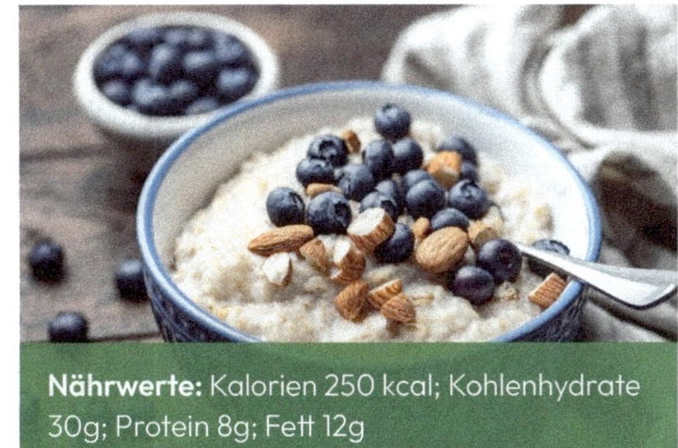

Nährwerte: Kalorien 250 kcal; Kohlenhydrate 30g; Protein 8g; Fett 12g

Zutaten:

- 1 Tasse Haferflocken
- ½ Tasse Blaubeeren
- 2 Esslöffel Mandeln
- Mandelmilch
- 1 EL Honig

Zubereitung:

1. Zunächst die Haferflocken mit Mandelmilch in einem Topf erhitzen und die Blaubeeren hinzufügen.

2. Nachfolgend die Mandeln grob hacken und ebenfalls in den Haferbrei geben.

3. Zuletzt alles gut vermengen, mit dem Honig süßen und sofort servieren. Guten Appetit!

Overnight-Oats mit Himbeeren

Fertig in
5 Stunden (Einweichzeit
für Haferflocken)

Portionen
2 Portionen

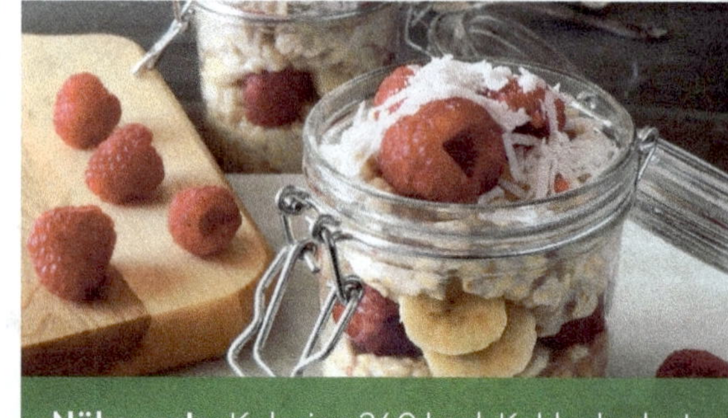

Nährwerte: Kalorien 240 kcal; Kohlenhydrate
30g; Protein 5g; Fett 12g

Zutaten:

- 1 Tasse Haferflocken
- 1 Tasse Mandelmilch
- 1 Tasse frische Himbeeren
- 1 Banane
- 2 Esslöffel Kokosnussflocken

Zubereitung:

1. Als erstes die Haferflocken in einer Schüssel mit Mandelmilch vermengen und für mindestens 5 Stunden oder über Nacht im Kühlschrank einweichen lassen.

2. Nachfolgend die Banane schälen und in Scheiben schneiden und mit den frischen Himbeeren vorsichtig unter die eingeweichten Haferflocken mischen.

3. Jetzt die Frühstücks-Overnight-Oats in Gläser füllen und mit Kokosnussflocken garnieren.

4. Abschließend sofort servieren. Guten Appetit!

Hafer-Zimt-Chia-Samen-Pudding

Fertig in
4 Stunden (Einweichzeit
für Chia Samen)

Portionen
2 Portionen

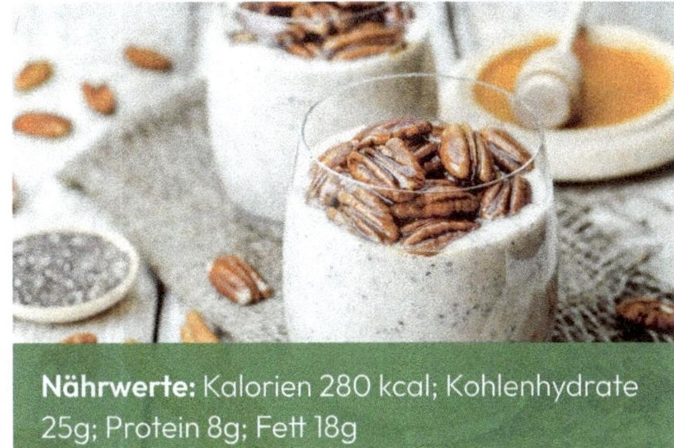

Nährwerte: Kalorien 280 kcal; Kohlenhydrate 25g; Protein 8g; Fett 18g

Zutaten:

- ½ Tasse Haferflocken
- 2 Esslöffel Chia Samen
- 1 Teelöffel Zimt
- 1 Tasse Mandelmilch
- 2 Esslöffel Honig
- Handvoll Pekannüsse

Zubereitung:

1. Anfangs die Haferflocken, Chia Samen und Zimt in einer Schüssel vermengen

2. Hiernach die Mandelmilch hinzufügen und gut durchrühren.

3. Folglich die Mischung für mindestens 4 Stunden im Kühlschrank quellen lassen.

4. Als nächstes vor dem Servieren den Hafer-Zimt-Chia-Samen-Pudding mit Honig beträufeln und mit gehackten Pekannüssen bestreuen.

5. Am Ende sofort servieren. Guten Appetit!

Banane Haferflocken Joghurt

Fertig in
10 Minuten

Portionen
2 Portionen

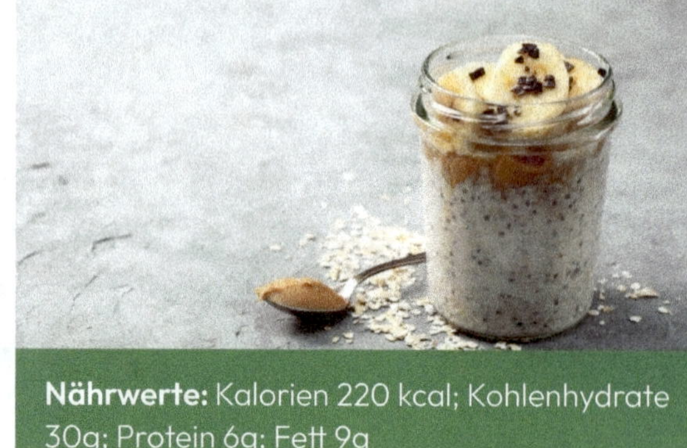

Nährwerte: Kalorien 220 kcal; Kohlenhydrate 30g; Protein 6g; Fett 9g

Zutaten:

- 1 Tasse Haferflocken
- 2 EL Chia Samen
- 1 Banane
- 2 Esslöffel Honig
- 200 g griechischer Joghurt

Zubereitung:

1. Vorab die Haferflocken mit den Chia Samen in Schüsseln aufteilen und die Banane in Scheiben schneiden.

2. Danach die Bananenscheiben auf den Haferflocken anrichten und mit Honig beträufeln.

3. Im Anschluss den Joghurt hinzugeben und alles miteinander vermengen.

4. Letztlich etwas quellen lassen, dann erneut vermengen und sofort servieren. Guten Appetit!

Quinoa Porridge

Fertig in
15 Minuten

Portionen
2 Portionen

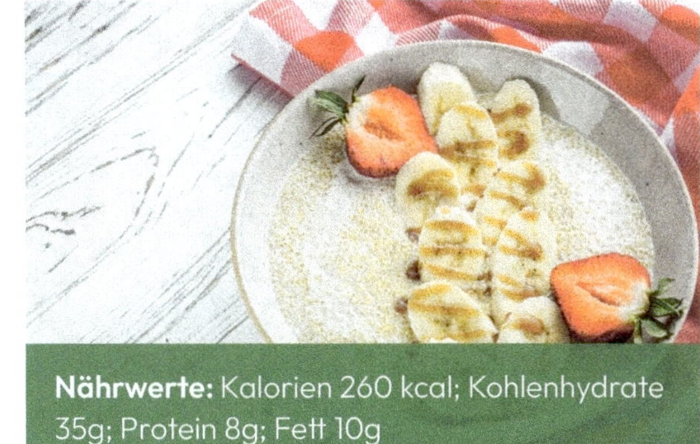

Nährwerte: Kalorien 260 kcal; Kohlenhydrate 35g; Protein 8g; Fett 10g

Zutaten:

- 1 Tasse Quinoa
- 2 Tassen Wasser
- 2 Bananen
- 4 Erdbeeren
- 2 Esslöffel Honig

Zubereitung:

1. Zuerst die Quinoa in einem Topf mit Wasser kochen, bis er gar ist und die Bananen in Scheiben schneiden.

2. Daraufhin die gekochte Quinoa auf Schalen verteilen, die Bananenscheiben und Erdbeeren hinzufügen und mit Honig beträufeln.

3. Schließlich alles gut vermengen und sofort servieren. Guten Appetit!

Omelett mit Spargel und Käse

Fertig in
20 Minuten

Portionen
2 Portionen

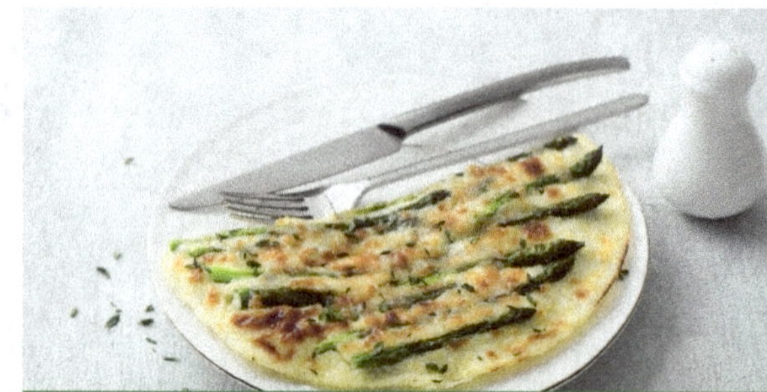

Nährwerte: Kalorien 300 kcal; Kohlenhydrate 5g; Protein 18g; Fett 22g

Zutaten:

- 4 Eier
- Handvoll frischer Spargel
- 50 g geriebener Käse
- Salz, Pfeffer

Zubereitung:

1. Zu Beginn die Eier in einer Schüssel verquirlen und mit Salz und Pfeffer würzen und den frischen Spargel in Stücke schneiden.

2. Im Anschluss das Omelett in einer Pfanne zubereiten und die Spargelstücke hinzufügen und den geriebenen Käse darüber streuen.

3. Im letzten Schritt das Omelett gut durchgaren lassen und sofort servieren. Guten Appetit!

Brot mit Hüttenkäse und Karotten

Fertig in
10 Minuten

Portionen
2 Portionen

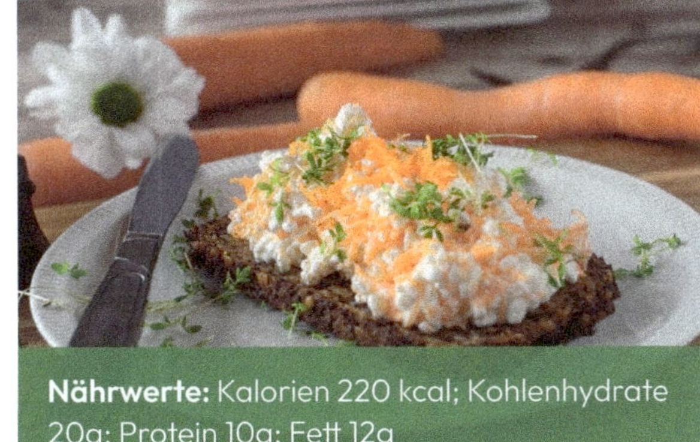

Nährwerte: Kalorien 220 kcal; Kohlenhydrate 20g; Protein 10g; Fett 12g

Zutaten:

- 4 Scheiben Gerstenbrot
- 200 g Hüttenkäse
- 2 Karotten
- Frische Petersilie
- Salz, Pfeffer

Zubereitung:

1. Als erstes die Karotten schälen und fein raspeln und die frische Petersilie hacken.

2. Anschließend das Gerstenbrot toasten und beiseitestellen.

3. Nun den Hüttenkäse auf die gerösteten Gerstenbrotscheiben streichen und die geraspelten Karotten darauf verteilen und mit frischer Petersilie garnieren.

4. Zuletzt mit Salz und Pfeffer würzen und sofort servieren. Guten Appetit!

Smoothies

Die Smoothies und Getränke in diesem Kochbuch sind sorgfältig konzipiert, um eine angenehme Mischung aus Geschmack und Verträglichkeit zu bieten. Frische Zutaten werden genutzt, um erfrischende und leicht zu schluckende Optionen zu präsentieren, die die Bedürfnisse von Menschen mit Morbus Crohn berücksichtigen.

Tomaten Basilikum Smoothie mit Haferflocken

Fertig in
10 Minuten

Portionen
2 Portionen

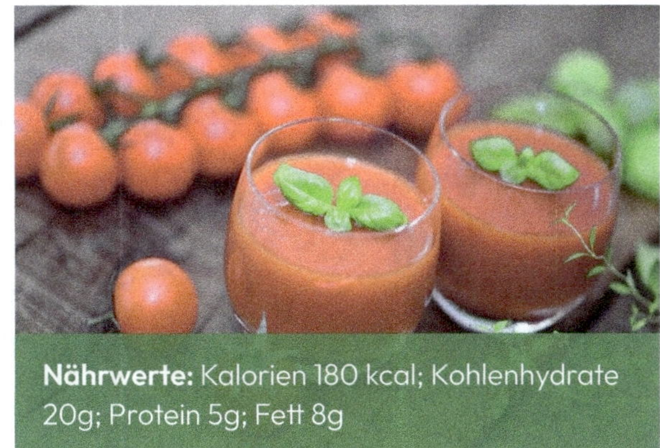

Nährwerte: Kalorien 180 kcal; Kohlenhydrate 20g; Protein 5g; Fett 8g

Zutaten:

- 2 Tomaten
- Handvoll frisches Basilikum
- ½ Tasse Haferflocken
- 1 Tasse Wasser
- Salz, Pfeffer

Zubereitung:

1. Anfangs die Tomaten grob schneiden und das frische Basilikum hacken.

2. Im Anschluss die geschnittenen Tomaten und das gehackte Basilikum in einen Mixer geben und die Haferflocken und Wasser hinzufügen.

3. Im nächsten Schritt alles gut mixen, bis eine gleichmäßige Konsistenz erreicht ist.

4. Abschließend mit Salz und Pfeffer abschmecken und sofort servieren. Guten Appetit!

Papaya Zimt Smoothie

Fertig in
5 Minuten

Portionen
2 Portionen

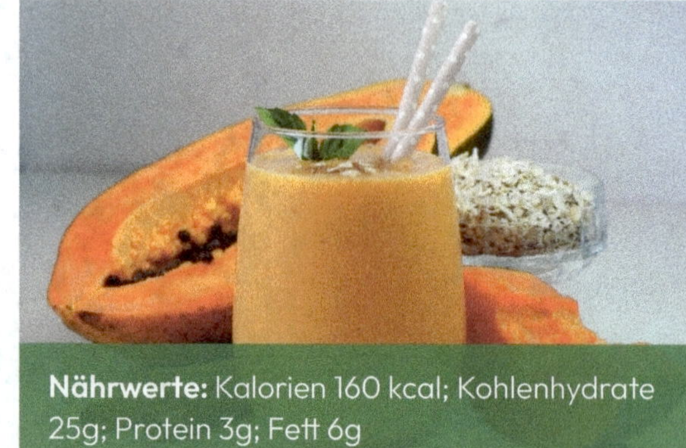

Nährwerte: Kalorien 160 kcal; Kohlenhydrate 25g; Protein 3g; Fett 6g

Zutaten:

- 1 reife Papaya
- 1 Teelöffel Zimt
- 1 Tasse Mandelmilch
- 2 EL Honig

Zubereitung:

1. Vorab die Papaya schälen, entkernen und in Stücke schneiden und den Zimt hinzufügen.

2. Dann die Papaya Stücke mit Mandelmilch in einem Mixer pürieren, bis eine cremige Konsistenz entsteht.

3. Am Ende mit dem Honig süßen und sofort servieren. Guten Appetit!

Grüner Smoothie

Fertig in
8 Minuten

Portionen
2 Portionen

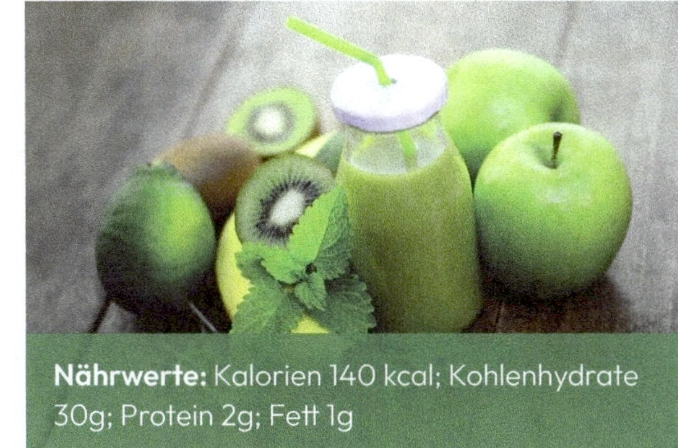

Nährwerte: Kalorien 140 kcal; Kohlenhydrate 30g; Protein 2g; Fett 1g

Zutaten:

- 1 grüner Apfel
- 1 Banane
- 2 Kiwis
- Saft einer Limette
- Handvoll frische Minze
- Handvoll frische Petersilie
- Etwas Wasser

Zubereitung:

1. Zuerst den grünen Apfel, die Banane und die Kiwis schälen und in Stücke schneiden und den Saft einer Limette auspressen.

2. Anschließend die geschnittenen Früchte, Limettensaft, frische Minze und Petersilie in einen Mixer geben und mit Wasser auffüllen.

3. Nachfolgend alles gut mixen, bis eine gleichmäßige Konsistenz erreicht ist.

4. Als letztes sofort servieren. Guten Appetit!

Karotten Apfel Smoothie

Fertig in
6 Minuten

Portionen
2 Portionen

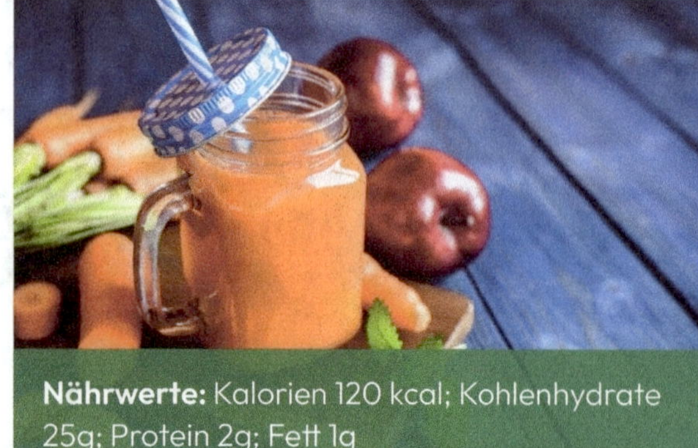

Nährwerte: Kalorien 120 kcal; Kohlenhydrate 25g; Protein 2g; Fett 1g

Zutaten:

- 2 Karotten
- 2 Äpfel
- 1 Tasse Wasser
- 1 Stück Ingwer

Zubereitung:

1. Zu Beginn die Karotten und Äpfel grob schneiden und den Ingwer fein reiben

2. Jetzt die geschnittenen Karotten und Äpfel mit Wasser in einem Mixer pürieren, bis eine glatte Konsistenz entsteht.

3. Letztlich den Smoothie auf zwei Gläser verteilen und sofort servieren. Guten Appetit!

Honigmelonen Minze Smoothie

Fertig in
5 Minuten

Portionen
2 Portionen

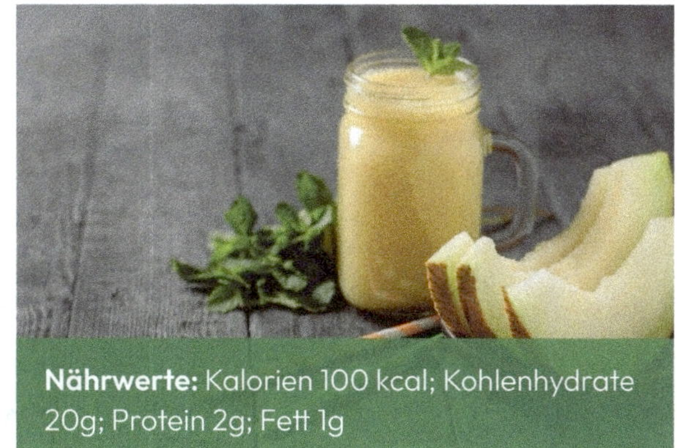

Nährwerte: Kalorien 100 kcal; Kohlenhydrate 20g; Protein 2g; Fett 1g

Zutaten:

- ½ Honigmelone
- Handvoll frische Minze
- 1 Tasse Wasser
- Eiswürfel

Zubereitung:

1. Am Anfang die Honigmelone entkernen und das Fruchtfleisch in Stücke schneiden und die frische Minze hacken.

2. Hiernach die geschnittenen Honigmelonenstücke, gehackte Minze und Wasser in einem Mixer pürieren.

3. Schließlich mit Eiswürfeln kühlen und sofort servieren. Guten Appetit!

Bananen Mandel Smoothie

Fertig in
5 Minuten

Portionen
2 Portionen

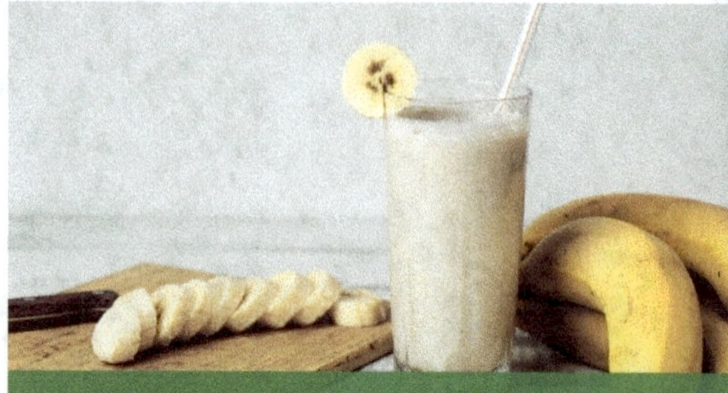

Nährwerte: Kalorien 200 kcal; Kohlenhydrate 30g; Protein 6g; Fett 8g

Zutaten:

- 2 reife Bananen
- ½ Tasse Mandelmilch
- Handvoll Mandeln
- 1 TL Zimt

Zubereitung:

1. Im ersten Schritt die Bananen schälen und in Stücke schneiden die Mandeln grob hacken.

2. Folglich die geschnittenen Bananen, gehackte Mandeln und Mandelmilch in einem Mixer pürieren.

3. Im letzten Schritt mit dem Zimt würzen und sofort servieren. Guten Appetit!

Blaubeere Joghurt Smoothie

Fertig in
5 Minuten

Portionen
2 Portionen

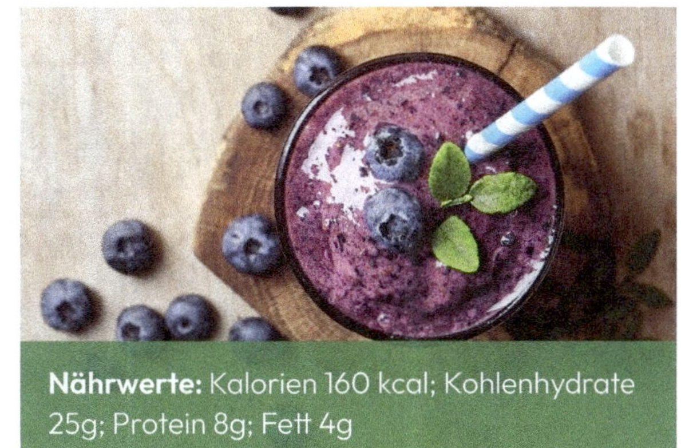

Nährwerte: Kalorien 160 kcal; Kohlenhydrate 25g; Protein 8g; Fett 4g

Zutaten:

- 1 Tasse Blaubeeren (frisch oder gefroren)
- 1 Tasse Naturjoghurt
- Minze Blätter
- 2 EL Honig

Zubereitung:

1. Vorerst die Blaubeeren mit den Minze Blättern in einen Mixer geben und den Naturjoghurt hinzufügen.

2. Als nächstes die Mischung gut pürieren, bis eine glatte Konsistenz entsteht.

3. Zum Schluss mit dem Honig süßen und sofort servieren. Guten Appetit!

Wassermelone Minze Smoothie

Fertig in
5 Minuten

Portionen
2 Portionen

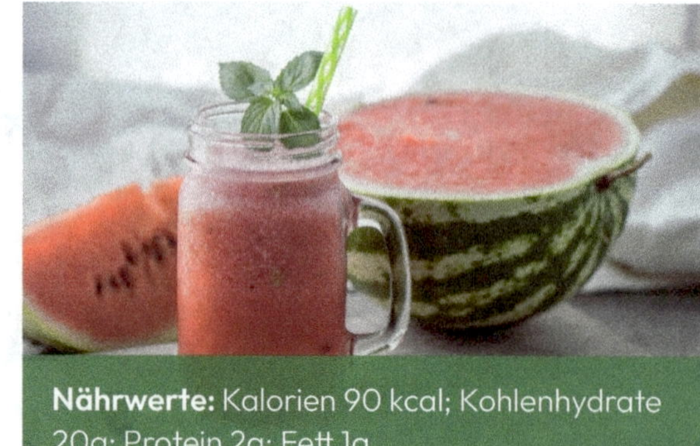

Nährwerte: Kalorien 90 kcal; Kohlenhydrate 20g; Protein 2g; Fett 1g

Zutaten:

- ½ Wassermelone
- Handvoll frische Minze
- 2 EL Honig
- Eiswürfel

Zubereitung:

1. Zunächst die Wassermelone schälen und klein schneiden und die frische Minze hacken.

2. Danach die geschnittenen Wassermelonenstücke und gehackte Minze mit dem Honig in einem Mixer pürieren.

3. Zuletzt mit Eiswürfeln kühlen und sofort servieren. Guten Appetit!

Rote Beete Kokos Smoothie

Fertig in
7 Minuten

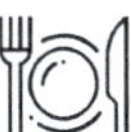

Portionen
2 Portionen

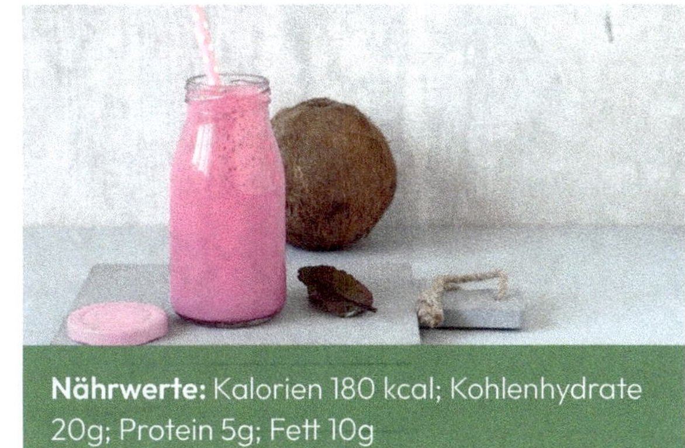

Nährwerte: Kalorien 180 kcal; Kohlenhydrate 20g; Protein 5g; Fett 10g

Zutaten:

- 1 Rote Beete (gekocht)
- ½ Tasse Kokosmilch
- 1 Banane
- 2 EL Honig

Zubereitung:

1. Zuerst die gekochte Rote Beete in Stücke schneiden und die Banane ebenfalls in Scheiben schneiden.

2. Anschließend die geschnittenen Rote Beete, Bananenstücke und Kokosmilch in einem Mixer pürieren.

3. Abschließend mit dem Honig süßen und sofort servieren. Guten Appetit!

Himbeere Joghurt Smoothie

Fertig in
5 Minuten

Portionen
2 Portionen

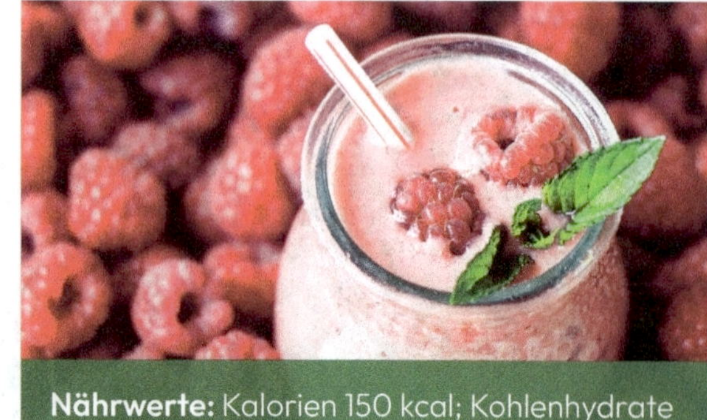

Nährwerte: Kalorien 150 kcal; Kohlenhydrate 20g; Protein 6g; Fett 5g

Zutaten:

- 1 Tasse Himbeeren
- 1 Tasse Naturjoghurt
- 100 ml Mandelmilch
- 2 EL Honig
- 2 EL gehackte Mandeln

Zubereitung:

1. Zu Beginn die Himbeeren in einen Mixer geben und den Naturjoghurt und die Mandelmilch und Honig hinzufügen.

2. Nachfolgend die Mischung gut pürieren, bis eine glatte Konsistenz entsteht.

3. Am Ende mit den gehackten Mandeln garnieren und sofort servieren. Guten Appetit!

Suppen

Die Suppenrezepte sind darauf abgestimmt, eine leichte und dennoch befriedigende Option für Menschen mit Morbus Crohn anzubieten. Es werden schonend zubereitete Zutaten verwendet, um eine gut verdauliche und schmackhafte Suppenerfahrung zu ermöglichen.

Hühner Gemüse Suppe

Fertig in
30 Minuten

Portionen
4 Portionen

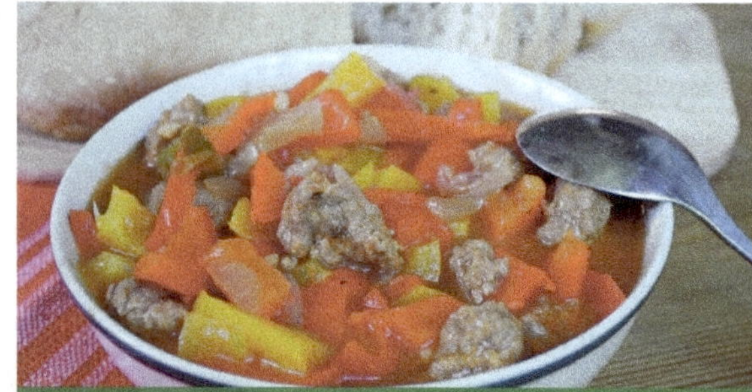

Nährwerte: Kalorien 250 kcal; Kohlenhydrate 20g; Protein 20g; Fett 10g

Zutaten:

- 500 g Hühnerbrustfilet
- 1 Zwiebel
- 2 Karotten
- 2 Paprika (rot, gelb)
- 1 Selleriestange
- 1 Lauchstange
- 1 Knoblauchzehe
- 1 Liter Hühnerbrühe
- 1 Lorbeerblatt
- Frische Petersilie
- Salz, Pfeffer

Zubereitung:

1. Am Anfang die Hühnerbrustfilets in mundgerechte Stücke schneiden und die Zwiebel, Karotten, Sellerie, Paprika und Lauch würfeln und die Knoblauchzehe fein hacken.

2. Jetzt das Gemüse in einem Topf mit etwas Öl anbraten und die Hühnerstücke hinzufügen und kurz mitbraten.

3. Hiernach die Hühnerbrühe, das Lorbeerblatt und gehackte Petersilie hinzufügen und die Suppe zum Kochen bringen und bei niedriger Hitze 20 Minuten köcheln lassen.

4. Als letztes mit Salz und Pfeffer abschmecken und sofort servieren. Guten Appetit!

Kürbissuppe mit Petersilie

Fertig in
40 Minuten

Portionen
4 Portionen

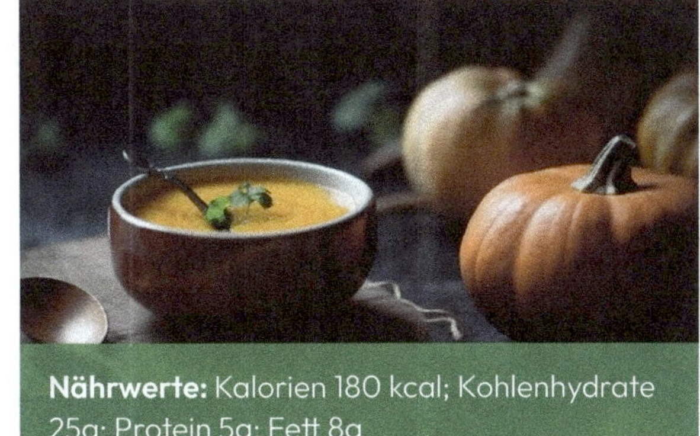

Nährwerte: Kalorien 180 kcal; Kohlenhydrate 25g; Protein 5g; Fett 8g

Zutaten:

- 1 kg Kürbis (z. B. Hokkaido)
- 1 Zwiebel
- 2 Kartoffeln
- 1 Liter Gemüsebrühe
- ½ Teelöffel Muskatnuss
- Frische Petersilie
- Salz, Pfeffer

Zubereitung:

1. Vorab den Kürbis schälen, entkernen und in kleine Würfel schneiden und die Zwiebel und Kartoffeln ebenfalls schälen und würfeln.

2. Folglich das Gemüse in einem Topf mit etwas Öl anschwitzen und mit Gemüsebrühe ablöschen und die Muskatnuss hinzufügen.

3. Als nächstes die Suppe zum Kochen bringen und bei niedriger Hitze 30 Minuten köcheln lassen, bis das Gemüse weich ist.

4. Letztlich mit Salz und Pfeffer abschmecken, mit gehackter Petersilie garnieren und sofort servieren. Guten Appetit!

Süßkartoffel Suppe mit Karotte

Fertig in
35 Minuten

Portionen
4 Portionen

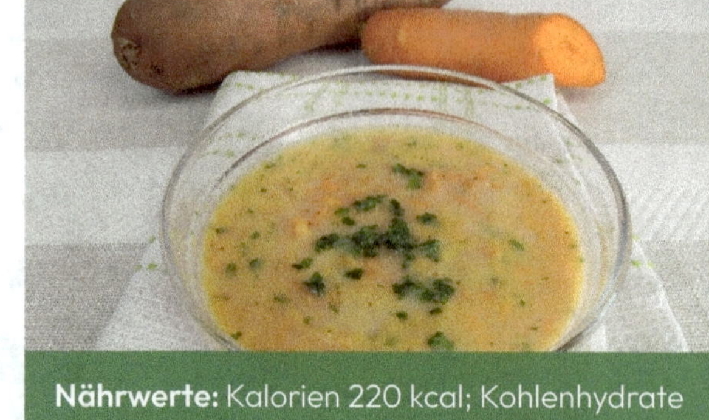

Nährwerte: Kalorien 220 kcal; Kohlenhydrate 30g; Protein 5g; Fett 8g

Zutaten:

- 500 g Süßkartoffeln
- 2 Karotten
- 1 Zwiebel
- 1 Knoblauchzehe
- 1 Liter Gemüsebrühe
- 1 Teelöffel Kreuzkümmel
- Frischer Koriander
- Salz, Pfeffer

Zubereitung:

1. Zunächst die Süßkartoffeln schälen und in Würfel schneiden und die Karotten, Zwiebel und Knoblauchzehe ebenfalls würfeln.

2. Danach das Gemüse in einem Topf mit etwas Öl anschwitzen und mit Gemüsebrühe ablöschen und den Kreuzkümmel hinzufügen.

3. Daraufhin die Suppe zum Kochen bringen und bei niedriger Hitze 25 Minuten köcheln lassen, bis das Gemüse weich ist.

4. Schließlich mit Salz und Pfeffer abschmecken, mit frischem Koriander garnieren und sofort servieren. Guten Appetit!

Kohlrabi Suppe

Fertig in
30 Minuten

Portionen
4 Portionen

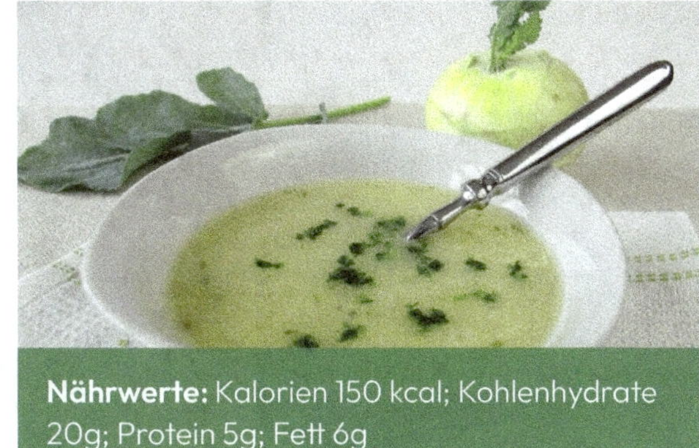

Nährwerte: Kalorien 150 kcal; Kohlenhydrate 20g; Protein 5g; Fett 6g

Zutaten:

- 2 Kohlrabi
- 1 Kartoffel
- 1 Zwiebel
- 1 Liter Gemüsebrühe
- ½ Teelöffel Muskatnuss
- 2 Esslöffel Olivenöl
- Frische Petersilie
- Salz, Pfeffer

Zubereitung:

1. Als erstes die Kohlrabi, Kartoffel und Zwiebel schälen und in kleine Würfel schneiden.

2. Anschließend das Gemüse in einem Topf mit Olivenöl anschwitzen und mit Gemüsebrühe ablöschen und die Muskatnuss hinzufügen.

3. Nun die Suppe zum Kochen bringen und bei niedriger Hitze 20 Minuten köcheln lassen, bis das Gemüse weich ist.

4. Als letztes die Suppe pürieren, mit Salz und Pfeffer abschmecken, mit frischer Petersilie garnieren und sofort servieren. Guten Appetit!

Grüne Bohnen Rindfleisch Suppe

Fertig in
40 Minuten

Portionen
4 Portionen

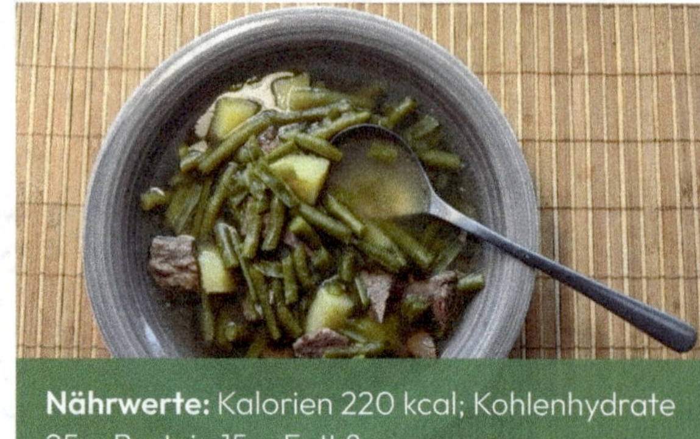

Nährwerte: Kalorien 220 kcal; Kohlenhydrate 25g; Protein 15g; Fett 8g

Zutaten:

- 200 g Rindfleisch (mager)
- 1 Tasse grüne Bohnen
- 2 Kartoffeln
- 1 Zwiebel
- 1 Liter Rinderbrühe
- Frische Petersilie
- Salz, Pfeffer

Zubereitung:

1. Zu Beginn das Rindfleisch in kleine Stücke schneiden und die grünen Bohnen, Kartoffeln und Zwiebel ebenfalls würfeln.

2. Hiernach das Rindfleisch in einem Topf mit etwas Öl anbraten und die gewürfelte Zwiebel hinzufügen und glasig braten.

3. Jetzt die grünen Bohnen, Kartoffeln und Rinderbrühe hinzufügen, die Suppe zum Kochen bringen und bei niedriger Hitze 30 Minuten köcheln lassen, bis das Gemüse gar ist.

4. Zum Schluss mit Salz und Pfeffer abschmecken, mit frischer Petersilie garnieren und sofort servieren. Guten Appetit!

Spargel Suppe

Fertig in
35 Minuten

Portionen
4 Portionen

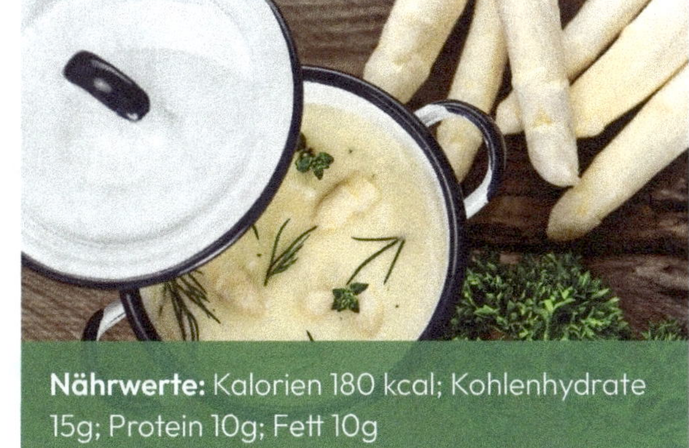

Nährwerte: Kalorien 180 kcal; Kohlenhydrate 15g; Protein 10g; Fett 10g

Zutaten:

- 500 g Spargel
- 1 Kartoffel
- 1 Zwiebel
- 1 Liter Gemüsebrühe
- 2 Esslöffel Olivenöl
- 2 Esslöffel Mandelmehl
- ½ Tasse Mandelmilch
- Frische Petersilie
- Muskatnuss
- Salz, Pfeffer

Zubereitung:

1. Anfangs den Spargel schälen und in kleine Stücke schneiden und die Kartoffel und Zwiebel würfeln.

2. Folglich das Gemüse in einem Topf mit Olivenöl anschwitzen, das Mandelmehl hinzufügen und kurz anschwitzen.

3. Daraufhin nach und nach die Gemüsebrühe hinzufügen und die Suppe zum Kochen bringen, den Spargel und die Kartoffeln hinzufügen und 20 Minuten köcheln lassen.

4. Abschließend die Suppe pürieren, dann die Mandelmilch hinzufügen, mit Muskatnuss, Salz und Pfeffer abschmecken, mit frischer Petersilie garnieren und sofort servieren. Guten Appetit!

Erbsensuppe

Fertig in
30 Minuten

Portionen
4 Portionen

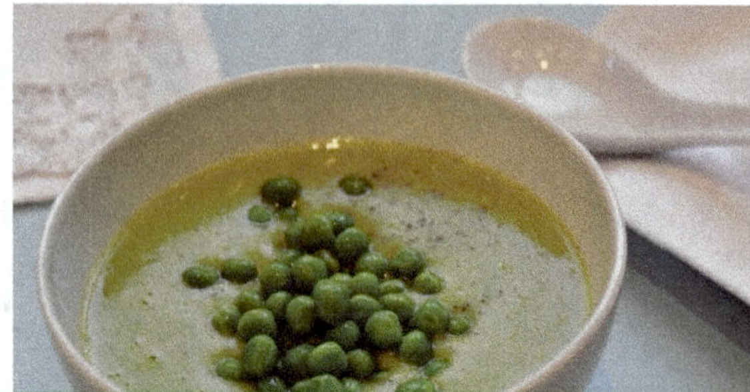

Nährwerte: Kalorien 160 kcal; Kohlenhydrate 20g; Protein 8g; Fett 6g

Zutaten:

- 2 Tassen Erbsen (frisch oder gefroren)
- 1 Kartoffel
- 1 Zwiebel
- 1 Liter Gemüsebrühe
- 2 Esslöffel Olivenöl
- Frische Minze
- Salz, Pfeffer

Zubereitung:

1. Vorab die Zwiebel fein hacken und die Kartoffel schälen und in Würfel schneiden.

2. Im Anschluss die gehackte Zwiebel in einem Topf mit Olivenöl anschwitzen, dann die Kartoffelwürfel hinzufügen und kurz mitbraten.

3. Nun die Erbsen und Gemüsebrühe hinzufügen und die Suppe zum Kochen bringen und bei niedriger Hitze 15 Minuten köcheln lassen, bis die Erbsen weich sind.

4. Letztlich mit Salz und Pfeffer abschmecken, mit frischer Minze garnieren und sofort servieren. Guten Appetit!

Fenchel Suppe

Fertig in
35 Minuten

Portionen
4 Portionen

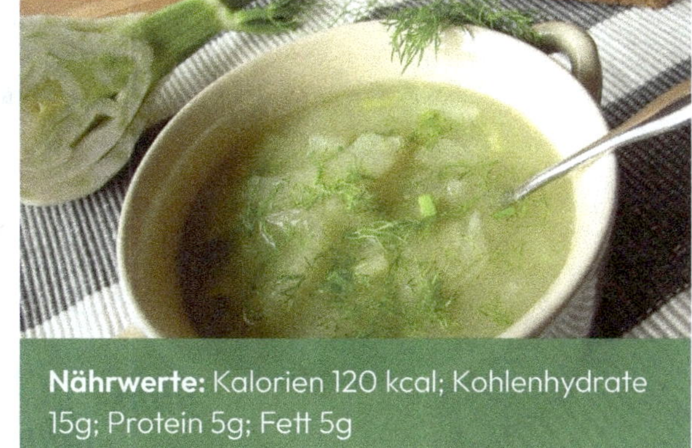

Nährwerte: Kalorien 120 kcal; Kohlenhydrate 15g; Protein 5g; Fett 5g

Zutaten:

- 2 Fenchelknollen
- 1 Kartoffel
- 1 Zwiebel
- 1 Liter Gemüsebrühe
- 2 Esslöffel Olivenöl
- ½ Teelöffel Fenchelsamen
- Frisches Fenchelgrün
- Salz, Pfeffer

Zubereitung:

1. Im ersten Schritt die Fenchelknollen putzen und das Fenchelgrün beiseitelegen, die Kartoffel, Zwiebel und Fenchelknollen in kleine Stücke schneiden.

2. Nachfolgend das Gemüse in einem Topf mit Olivenöl anschwitzen und die Fenchelsamen hinzufügen und kurz mitbraten.

3. Als nächstes die Gemüsebrühe hinzufügen und die Suppe zum Kochen bringen und bei niedriger Hitze 20 Minuten köcheln lassen, bis das Gemüse weich ist.

4. Im letzten Schritt mit Salz und Pfeffer abschmecken, mit gehacktem Fenchelgrün garnieren und sofort servieren. Guten Appetit!

Tomaten Suppe

Fertig in
30 Minuten

Portionen
4 Portionen

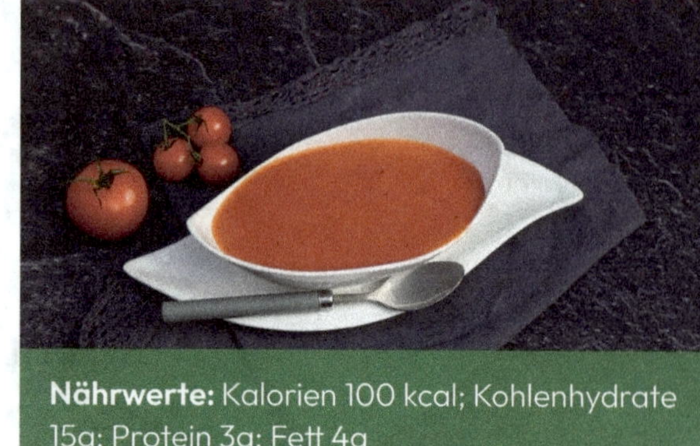

Nährwerte: Kalorien 100 kcal; Kohlenhydrate 15g; Protein 3g; Fett 4g

Zutaten:

- 1 kg reife Tomaten
- 2 Karotten
- 1 Selleriestange
- 1 Zwiebel
- 2 Knoblauchzehen
- 1 Liter Gemüsebrühe
- 2 Esslöffel Olivenöl
- Frisches Basilikum
- Salz, Pfeffer

Zubereitung:

1. Am Anfang die Tomaten grob würfeln und die Karotten, Sellerie, Zwiebel und Knoblauch ebenfalls in kleine Stücke schneiden.

2. Danach das Gemüse in einem Topf mit Olivenöl anschwitzen und die Gemüsebrühe hinzufügen und die Suppe zum Kochen bringen.

3. Anschließend die Tomatenstücke hinzufügen und bei niedriger Hitze 15 Minuten köcheln lassen, bis das Gemüse weich ist.

4. Am Ende die Suppe pürieren, mit Salz und Pfeffer abschmecken, mit frischem Basilikum garnieren und sofort servieren. Guten Appetit!

Zucchini Suppe

Fertig in
25 Minuten

Portionen
4 Portionen

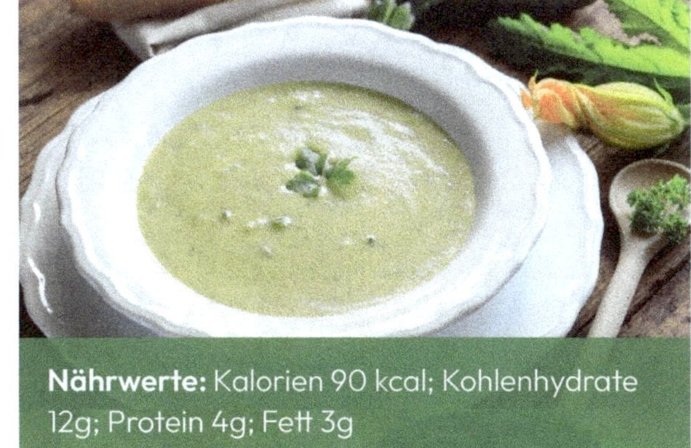

Nährwerte: Kalorien 90 kcal; Kohlenhydrate 12g; Protein 4g; Fett 3g

Zutaten:

- 4 Zucchini
- 1 Kartoffel
- 1 Zwiebel
- 1 Liter Gemüsebrühe
- 2 Esslöffel Olivenöl
- Frische Petersilie
- Salz, Pfeffer

Zubereitung:

1. Vorerst die Zucchini und Kartoffel in kleine Würfel schneiden und die Zwiebel fein hacken.

2. Als nächstes das Gemüse in einem Topf mit Olivenöl anschwitzen und die Gemüsebrühe hinzufügen und die Suppe zum Kochen bringen.

3. Im nächsten Schritt bei niedriger Hitze 15 Minuten köcheln lassen, bis das Gemüse weich ist.

4. Schließlich die Suppe pürieren, mit Salz und Pfeffer abschmecken, mit frischer Petersilie garnieren und sofort servieren. Guten Appetit!

Salate

Die Salatrezepte in diesem Kochbuch fokussieren auf frische und leicht verdauliche Zutaten, die den Bedürfnissen von Menschen mit Morbus Crohn gerecht werden. Verschiedene Textur- und Geschmackselemente sorgen für abwechslungsreiche, aber gut verträgliche Salatkombinationen.

Tomaten Gurken Salat

Fertig in
15 Minuten

Portionen
4 Portionen

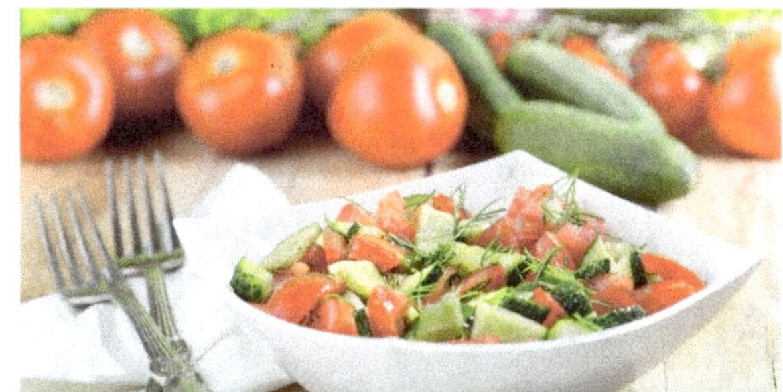

Nährwerte: Kalorien 80 kcal; Kohlenhydrate 10g; Protein 2g; Fett 4g

Zutaten:

- 4 Tomaten
- 2 Gurken
- 1 Fenchelknolle
- Frisches Fenchelgrün
- Olivenöl
- Balsamico
- Salz, Pfeffer

Zubereitung:

1. Als erstes die Tomaten und Gurken in kleine Würfel schneiden und die Fenchelknolle ebenfalls fein würfeln und das Fenchelgrün fein hacken.

2. Hiernach alle Gemüsesorten in einer Schüssel vermengen.

3. Im Anschluss mit Olivenöl und Balsamico beträufeln und vorsichtig vermengen.

4. Als letztes mit Salz und Pfeffer abschmecken, mit frischem Fenchelgrün garnieren und sofort servieren. Guten Appetit!

Karotten Salat

Fertig in
20 Minuten

Portionen
4 Portionen

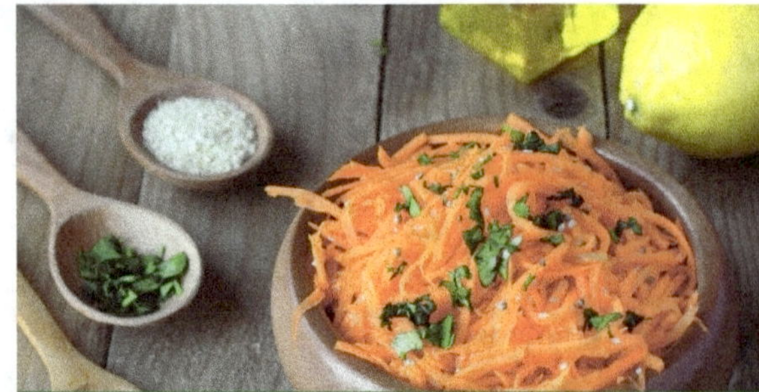

Nährwerte: Kalorien 100 kcal; Kohlenhydrate 12g; Protein 3g; Fett 5g

Zutaten:

- 6 Karotten
- Frischer Koriander
- 2 Esslöffel Sesamsamen
- Zitronensaft
- Olivenöl
- Honig
- Salz, Pfeffer

Zubereitung:

1. Zuerst die Karotten in feine Streifen schneiden und den frischen Koriander grob hacken.

2. Anschließend die Karotten und Koriander in einer Schüssel vermengen. Sesamsamen in einer Pfanne ohne Öl leicht rösten und über den Salat streuen.

3. Im nächsten Schritt mit Zitronensaft, Olivenöl und Honig beträufeln.

4. Zuletzt mit Salz und Pfeffer abschmecken und sofort servieren. Guten Appetit!

Erbsen Mangold Salat

Fertig in
15 Minuten

Portionen
4 Portionen

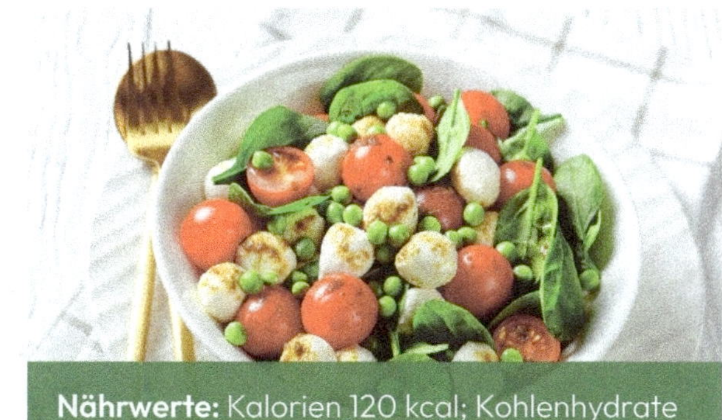

Nährwerte: Kalorien 120 kcal; Kohlenhydrate 15g; Protein 5g; Fett 6g

Zutaten:

- 2 Tassen junge Erbsen (frisch oder gefroren)
- 1 Bund Mangold
- 1 Tasse Kirschtomaten
- 100 g Mozzarellakugeln
- Balsamico
- Olivenöl
- Frisches Basilikum
- Salz, Pfeffer

Zubereitung:

1. Vorab die jungen Erbsen kurz kochen und abkühlen lassen und den Mangold in Streifen schneiden.

2. Daraufhin die Erbsen, Mangold, Kirschtomaten und Mozzarellakugeln in einer Schüssel vermengen und mit Balsamico und Olivenöl beträufeln.

3. Letztlich mit frischem Basilikum garnieren, mit Salz und Pfeffer abschmecken und sofort servieren. Guten Appetit!

Kartoffel Spargel Salat

Fertig in
25 Minuten

Portionen
4 Portionen

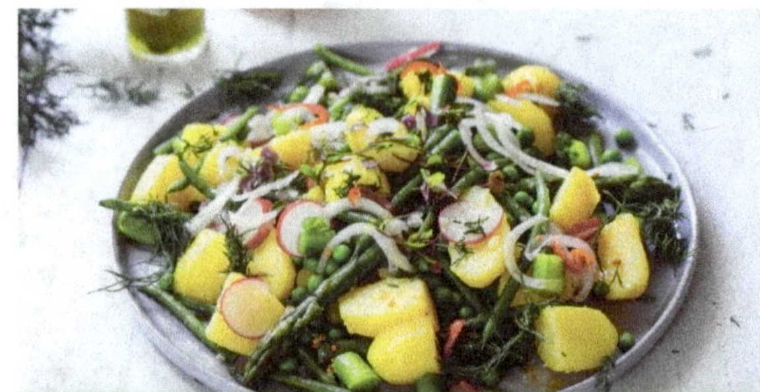

Nährwerte: Kalorien 150 kcal; Kohlenhydrate 18g; Protein 4g; Fett 7g

Zutaten:

- 500 g Kartoffeln
- 300 g grüner Spargel
- 1 Tasse Erbsen
- 1 Bund Radieschen
- 1 Fenchelknolle
- Frisches Fenchelgrün
- Olivenöl
- Zitronensaft
- Salz, Pfeffer

Zubereitung:

1. Zu Beginn die Kartoffeln kochen, abkühlen lassen und in Scheiben schneiden und den grünen Spargel in Stücke schneiden und blanchieren.

2. Nachfolgend die Kartoffeln, Spargel, Erbsen, Radieschen und Fenchel in einer Schüssel vermengen und das frische Fenchelgrün fein hacken.

3. Im nächsten Schritt mit Olivenöl und Zitronensaft beträufeln.

4. Zum Schluss mit Salz und Pfeffer abschmecken, mit gehacktem Fenchelgrün garnieren und sofort servieren. Guten Appetit!

Spinat Rosinen Salat

Fertig in
15 Minuten

Portionen
4 Portionen

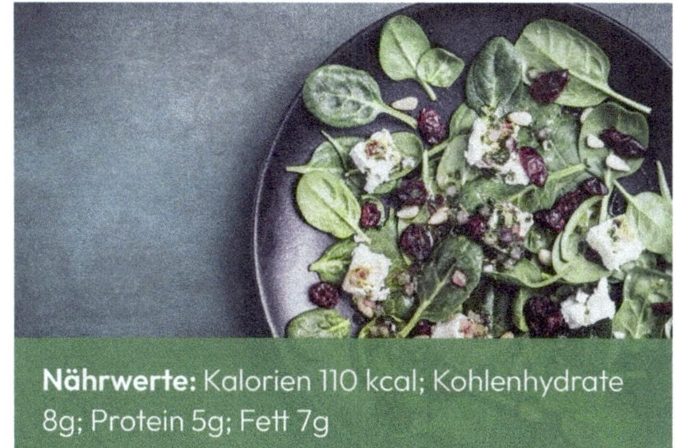

Nährwerte: Kalorien 110 kcal; Kohlenhydrate 8g; Protein 5g; Fett 7g

Zutaten:

- 200 g frischer Spinat
- Handvoll Rosinen
- 150 g Feta
- 2 Esslöffel Sonnenblumenkerne
- Olivenöl
- Zitronensaft
- Salz, Pfeffer

Zubereitung:

1. Am Anfang den frischen Spinat waschen und trocken tupfen und den Feta in Würfel schneiden.

2. Hiernach den Spinat, Rosinen, Feta und Sonnenblumenkerne in einer Schüssel vermengen.

3. Anschließend mit dem Olivenöl und Zitronensaft beträufeln.

4. Am Ende mit Salz und Pfeffer abschmecken und sofort servieren. Guten Appetit!

Fenchel Orangen Salat

Fertig in
15 Minuten

Portionen
4 Portionen

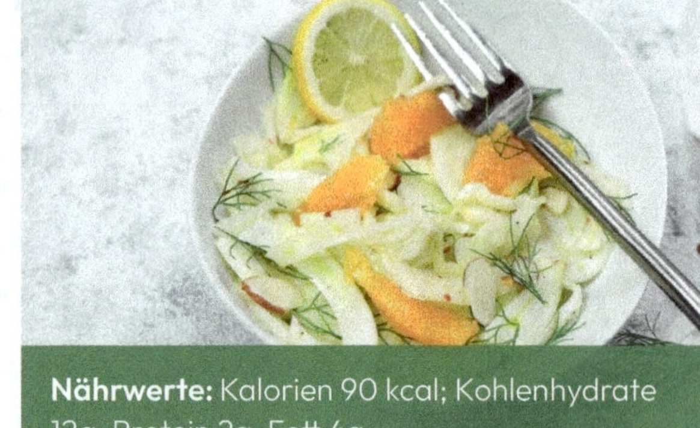

Nährwerte: Kalorien 90 kcal; Kohlenhydrate 12g; Protein 2g; Fett 4g

Zutaten:

- 2 Fenchelknollen
- 3 Orangen
- Frische Minze Blätter
- Olivenöl
- Zitronensaft
- Salz, Pfeffer

Zubereitung:

1. Anfangs den Fenchel in dünne Scheiben schneiden und die Orangen schälen und in Scheiben schneiden.

2. Folglich den Fenchel und die Orangen auf einer Servierplatte anrichten.

3. Nachfolgend die frische Minze Blätter darüberstreuen und mit Olivenöl und Zitronensaft beträufeln.

4. Abschließend mit Salz und Pfeffer abschmecken und sofort servieren. Guten Appetit!

Tomate Rucola Salat

Fertig in
15 Minuten

Portionen
4 Portionen

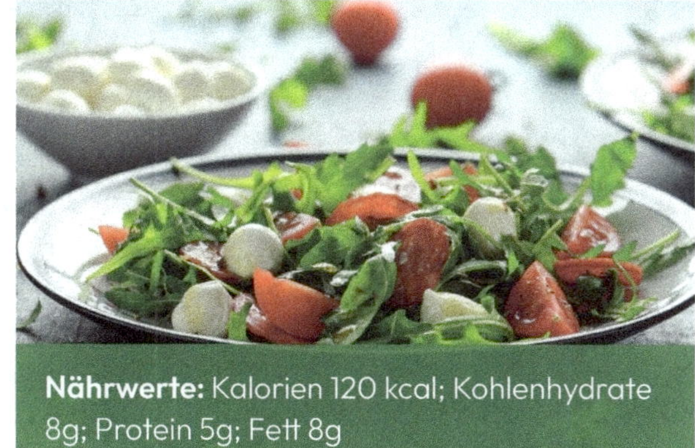

Nährwerte: Kalorien 120 kcal; Kohlenhydrate 8g; Protein 5g; Fett 8g

Zutaten:

- 2 Tassen Kirschtomaten
- 1 Tasse Mozzarella Kugeln
- Frischer Rucola
- Olivenöl
- Balsamico
- Salz, Pfeffer

Zubereitung:

1. Im ersten Schritt die Kirschtomaten halbiere und den frischen Rucola grob hacken.

2. Daraufhin die Kirschtomaten, Mozzarella Kugeln und Rucola in einer Schüssel vermengen.

3. Im nächsten Schritt mit Olivenöl und Balsamico beträufeln.

4. Im letzten Schritt mit Salz und Pfeffer abschmecken und sofort servieren. Guten Appetit!

Rucola Granatapfel Salat

Fertig in
20 Minuten

Portionen
4 Portionen

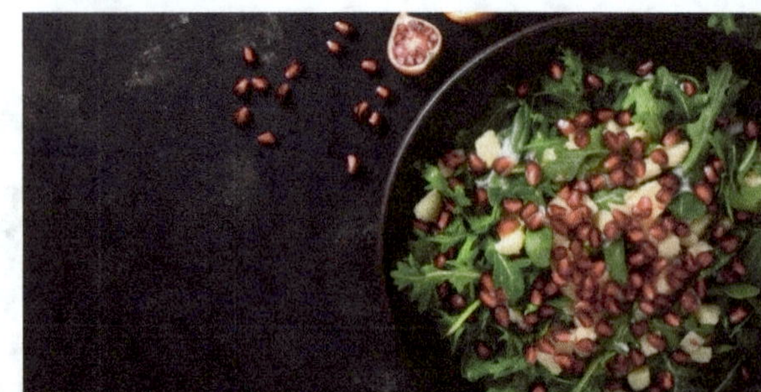

Nährwerte: Kalorien 130 kcal; Kohlenhydrate 15g; Protein 4g; Fett 7g

Zutaten:

- 1 Bund frischer Rucola
- 1 Granatapfel
- 150 g Feta
- 50 g Walnusskerne
- Olivenöl
- Zitronensaft
- Honig
- Salz, Pfeffer

Zubereitung:

1. Vorerst den Rucola waschen und trocken tupfen und den Granatapfel entkernen.

2. Anschließend den Rucola, Granatapfelkerne, Feta und Walnusskerne in einer Schüssel vermengen.

3. Als nächstes mit Olivenöl, Zitronensaft und Honig beträufeln.

4. Schließlich mit Salz und Pfeffer abschmecken und sofort servieren. Guten Appetit!

Wassermelonen Feta Salat

Fertig in
15 Minuten

Portionen
4 Portionen

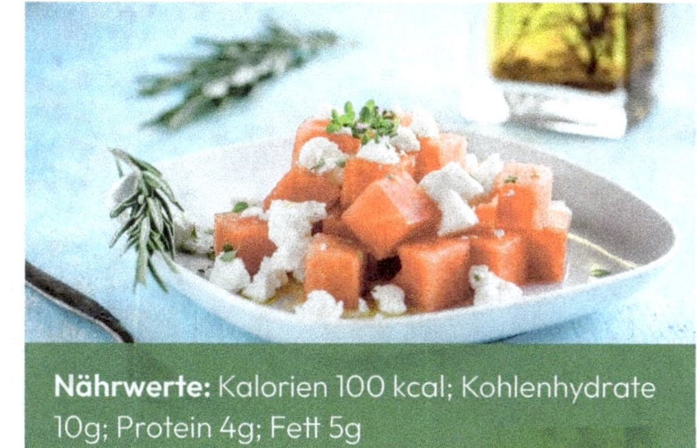

Nährwerte: Kalorien 100 kcal; Kohlenhydrate 10g; Protein 4g; Fett 5g

Zutaten:

- 1 Wassermelone
- 1 Tasse Feta
- Frische Minze Blätter
- Olivenöl
- Balsamico
- Salz, Pfeffer

Zubereitung:

1. Zuerst die Wassermelone in Würfel schneiden und den Feta ebenfalls in Würfel schneiden.

2. Hiernach die Wassermelone und Feta in einer Schüssel vermengen und die frischen Minze Blätter darüberstreuen.

3. Im Anschluss mit dem Olivenöl und Balsamico beträufeln.

4. Zuletzt mit Salz und Pfeffer abschmecken und sofort servieren. Guten Appetit!

Zucchini Salat

Fertig in
20 Minuten

Portionen
4 Portionen

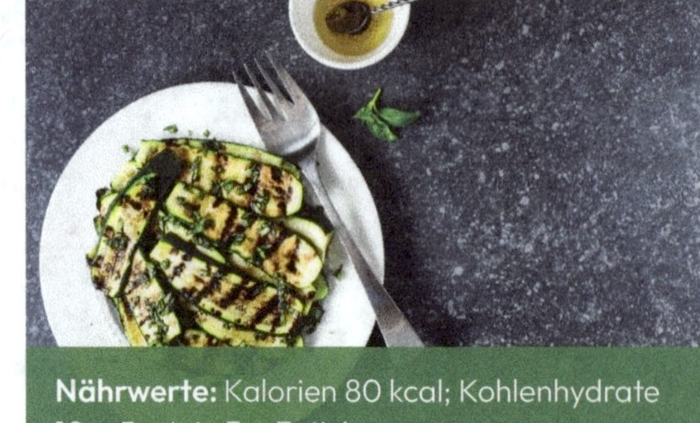

Nährwerte: Kalorien 80 kcal; Kohlenhydrate 10g; Protein 3g; Fett 4g

Zutaten:

- 4 Zucchini
- Frische Basilikumblätter
- Balsamico
- Olivenöl
- Zitronensaft
- 50 g Pinienkerne
- Salz, Pfeffer

Zubereitung:

1. Als erstes die Zucchini in dünne Scheiben schneiden und die frischen Basilikumblätter grob hacken.

2. Anschließend die Zucchinischeiben kurz grillen und dann auf einer Servierplatte anrichten.

3. Als nächstes das frische Basilikum darüberstreuen und mit Olivenöl, Balsamico und Zitronensaft beträufeln.

4. Als letztes die Pinienkerne darüberstreuen, mit Salz und Pfeffer abschmecken und sofort servieren. Guten Appetit!

Erdbeere Spargel Salat

Fertig in
20 Minuten

Portionen
4 Portionen

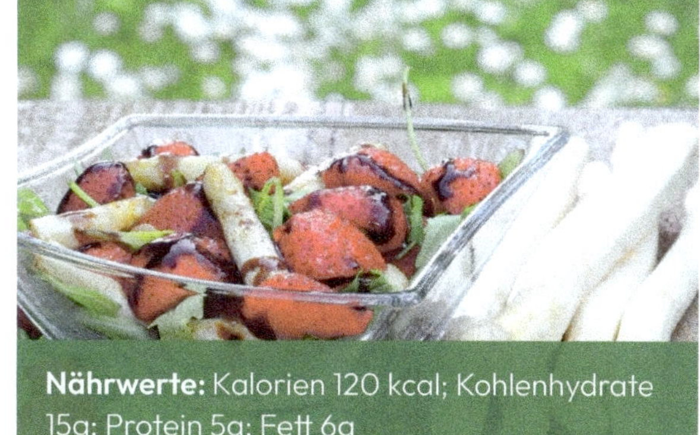

Nährwerte: Kalorien 120 kcal; Kohlenhydrate 15g; Protein 5g; Fett 6g

Zutaten:

- 500 g grüner Spargel
- 2 Tassen Erdbeeren
- Frischer Rucola
- Balsamico
- Olivenöl
- Honig
- 50 g Walnusskerne
- Salz, Pfeffer

Zubereitung:

1. Vorab den grünen Spargel in mundgerechte Stücke schneiden und kurz blanchieren.

2. Inzwischen die Erdbeeren halbieren und dann den Spargel, Erdbeeren und frischen Rucola in einer Schüssel vermengen.

3. Im nächsten Schritt mit Balsamico, Olivenöl und Honig marinieren.

4. Letztlich mit Walnusskernen bestreuen, mit Salz und Pfeffer abschmecken und sofort servieren. Guten Appetit!

Tomate Feta Salat

Fertig in
15 Minuten

Portionen
4 Portionen

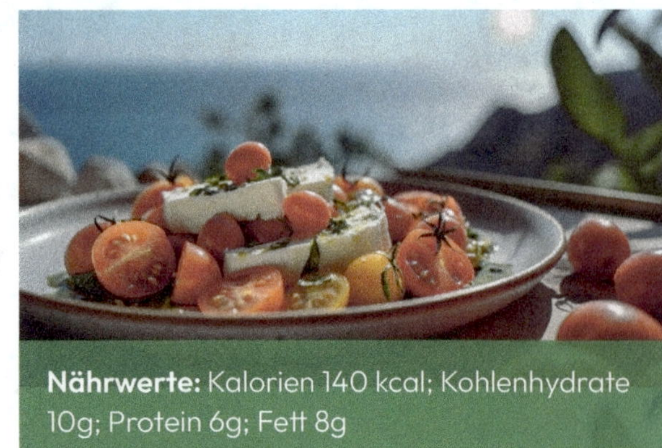

Nährwerte: Kalorien 140 kcal; Kohlenhydrate 10g; Protein 6g; Fett 8g

Zutaten:

- 2 Tassen gelbe Kirschtomaten
- 2 Tassen rote Kirschtomaten
- 100 g Mozzarella
- 100 g Feta
- Frisches Basilikum
- Olivenöl
- Balsamico
- Salz, Pfeffer

Zubereitung:

1. Anfangs die gelben und roten Kirschtomaten halbieren und den Mozzarella und Feta in kleine Würfel schneiden.

2. Nun die Kirschtomaten, Mozzarella, Feta und frisches Basilikum in einer Schüssel vermengen und mit Olivenöl und Balsamico marinieren.

3. Abschließend mit Salz und Pfeffer abschmecken und sofort servieren. Guten Appetit!

Rote Beete Apfel Salat

Fertig in
15 Minuten

Portionen
4 Portionen

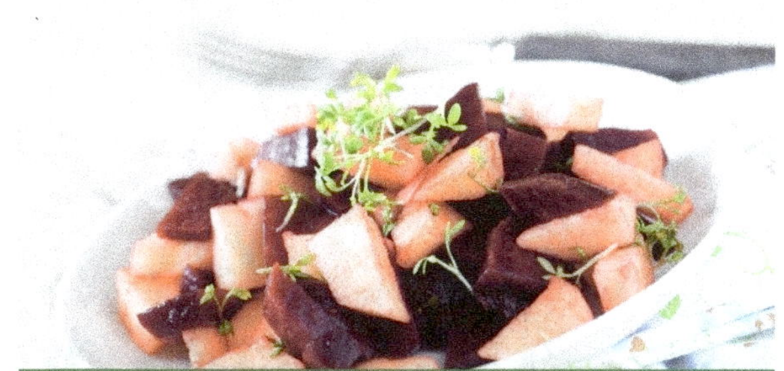

Nährwerte: Kalorien 110 kcal; Kohlenhydrate 14g; Protein 3g; Fett 5g

Zutaten:

- 2 Rote Beete
- 2 Äpfel
- 50 g frischer Feldsalat
- Walnussöl
- Apfelessig
- Honig
- 50 g Walnusskerne
- Salz, Pfeffer

Zubereitung:

1. Zu Beginn die Rote Beete und Äpfel in dünne Scheiben schneiden und den frischen Feldsalat grob hacken.

2. Anschließend die Rote Beete, Äpfel und Feldsalat in einer Schüssel vermengen.

3. Daraufhin mit Walnussöl, Apfelessig und Honig marinieren.

4. Zum Schluss mit Walnusskernen bestreuen, mit Salz und Pfeffer abschmecken und sofort servieren. Guten Appetit!

Rote Beete Feta Salat

Fertig in
15 Minuten

Portionen
4 Portionen

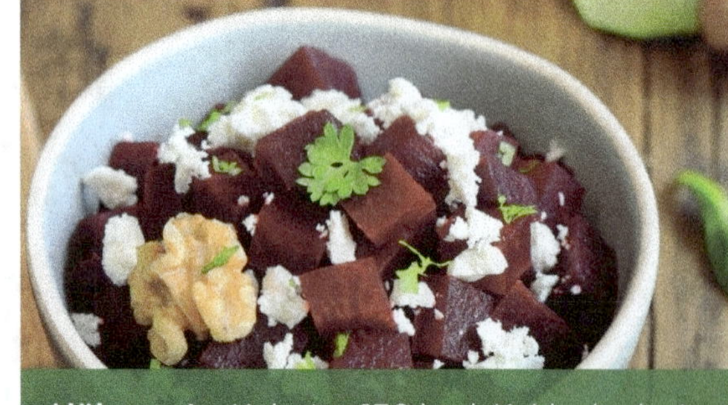

Nährwerte: Kalorien 130 kcal; Kohlenhydrate 12g; Protein 5g; Fett 7g

Zutaten:

- 2 Rote Beete
- 1 Tasse Feta
- 3 EL frische Petersilie
- Olivenöl
- Zitronensaft
- Honig
- 50 g Walnusskerne
- Salz, Pfeffer

Zubereitung:

1. Am Anfang die Rote Beete in Würfel schneiden und den Feta in kleine Stücke schneiden.

2. Hiernach die Rote Beete, Feta und frische Petersilie in einer Schüssel vermengen.

3. Als nächstes mit Olivenöl, Zitronensaft und Honig marinieren.

4. Am Ende mit Walnusskernen bestreuen, mit Salz und Pfeffer abschmecken und sofort servieren. Guten Appetit!

Brokkoli Mandel Salat

Fertig in
20 Minuten

Portionen
4 Portionen

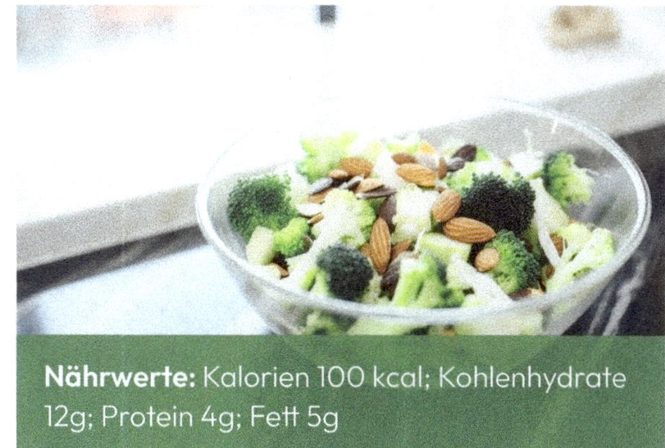

Nährwerte: Kalorien 100 kcal; Kohlenhydrate 12g; Protein 4g; Fett 5g

Zutaten:

- 1 Brokkoli
- 1 Gurke
- 4 EL Mandeln
- 4 EL Rosinen
- Olivenöl
- Honig
- Salz, Pfeffer

Zubereitung:

1. Im ersten Schritt den Brokkoli in kleine Röschen schneiden und kurz blanchieren und die Gurke in dünne Scheiben schneiden.

2. Folglich den Brokkoli, Gurke, Mandeln und Rosinen in einer Schüssel vermengen.

3. Im nächsten Schritt mit dem Olivenöl und Honig marinieren.

4. Im letzten Schritt mit Salz und Pfeffer abschmecken und sofort servieren. Guten Appetit!

Mittagsgerichte mit Fleisch

Die Hauptspeisen mit Fleisch bieten eine ausgewogene Auswahl an Proteinen für Menschen mit Morbus Crohn. Schonend zubereitetes mageres Fleisch, kombiniert mit gut verträglichen Beilagen, sorgt für schmackhafte und leicht verdauliche Hauptgerichte.

Gebackenes Hähnchen mit Kürbis und Brokkoli

Fertig in
55 Minuten

Portionen
4 Portionen

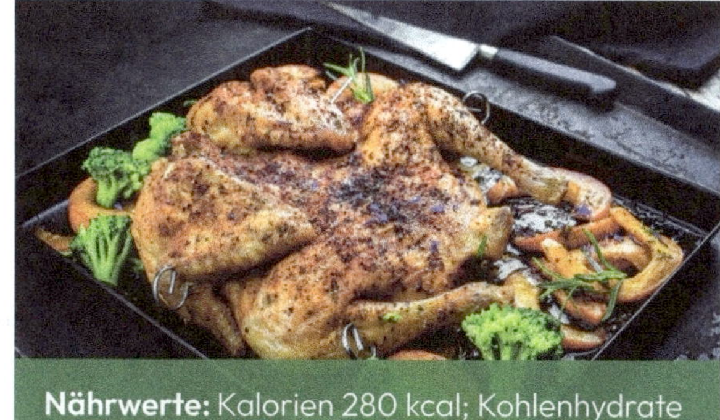

Nährwerte: Kalorien 280 kcal; Kohlenhydrate 20g; Protein 25g; Fett 12g

Zutaten:

- 1 ganzes Hähnchen
- 1 kleiner Kürbis
- 1 Brokkoli
- Olivenöl
- Honig
- Chili
- Salz, Pfeffer

Zubereitung:

1. Vorerst das Hähnchen halbieren und mit einer Marinade aus Olivenöl, Honig, Chili, Salz und Pfeffer einreiben und für 30 Minuten marinieren lassen.

2. Währenddessen den Kürbis in Streifen schneiden und den Brokkoli in Röschen teilen.

3. Jetzt das marinierte Hähnchen, die Kürbisstreifen und Brokkoli Röschen und in den Ofen geben.

4. Schließlich das Hähnchen mit dem Gemüse bei 220° Celsius für 45 Minuten backen, dann herausnehmen und servieren und genießen. Guten Appetit!

Hähnchen Masala

Fertig in
40 Minuten

Portionen
4 Portionen

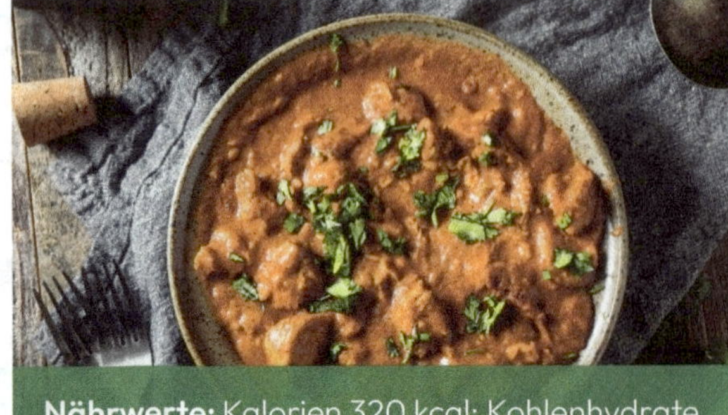

Nährwerte: Kalorien 320 kcal; Kohlenhydrate 15g; Protein 28g; Fett 15g

Zutaten:

- 500 g Hähnchenbrustfilet
- 2 Zwiebeln
- 3 Tomaten
- 2 Knoblauchzehen
- 1 TL Ingwer
- 1 TL Gewürzmischung für Masala
- 100 g Joghurt
- 1 EL Zitronensaft
- 1 EL Korianderblätter
- Salz, Pfeffer

Zubereitung:

1. Zuerst die Zwiebeln fein hacken und die Tomaten würfeln und den Knoblauch und Ingwer fein hacken.

2. Nun das Hähnchenbrustfilet in mundgerechte Stücke schneiden und mit einer Mischung aus Joghurt, Zitronensaft, Gewürzmischung für Masala, Knoblauch, Ingwer, Salz und Pfeffer marinieren und für 30 Minuten marinieren lassen.

3. Im Anschluss die marinierten Hähnchenstücke in einer Pfanne anbraten, bis sie goldbraun sind und die gehackten Zwiebeln hinzufügen und glasig dünsten.

4. Zuletzt die gewürfelten Tomaten hinzufügen und köcheln lassen, bis eine dicke Soße entsteht, mit frischen Korianderblättern bestreuen und servieren. Guten Appetit!

Hähnchenbrust auf Zucchini Nudeln

Fertig in
30 Minuten

Portionen
4 Portionen

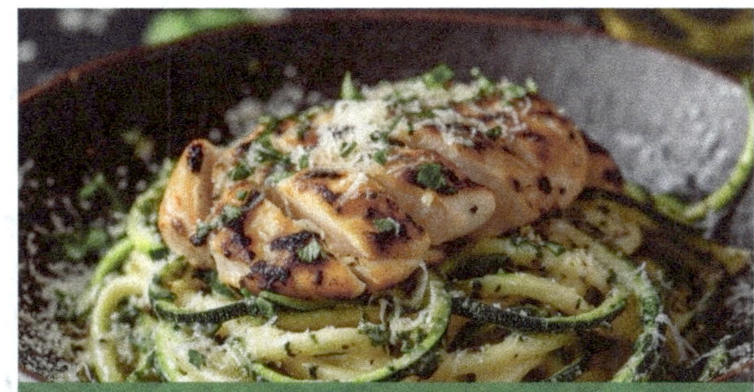

Nährwerte: Kalorien 250 kcal; Kohlenhydrate 10g; Protein 30g; Fett 10g

Zutaten:

- 4 Hähnchenbrustfilets
- 4 Zucchini
- 2 EL Olivenöl
- 1 TL Knoblauchpulver
- 1 TL Paprikapulver
- 2 EL Zitronensaft
- 100 g geriebener Käse
- Salz, Pfeffer

Zubereitung:

1. Als erstes die Hähnchenbrustfilets in dünne Scheiben schneiden und die Zucchini mit einem Spiralschneider zu Nudeln verarbeiten.

2. Anschließend die Hähnchenbruststreifen in einer Pfanne mit Olivenöl anbraten und mit Knoblauchpulver, Paprikapulver, Zitronensaft, Salz und Pfeffer würzen.

3. Nachfolgend die Zucchininudeln hinzufügen und kurz mitbraten, bis sie weich sind.

4. Als letztes mit dem Käse bestreuen und dann servieren und genießen. Guten Appetit!

Pute mit Gemüse

Fertig in
50 Minuten

Portionen
4 Portionen

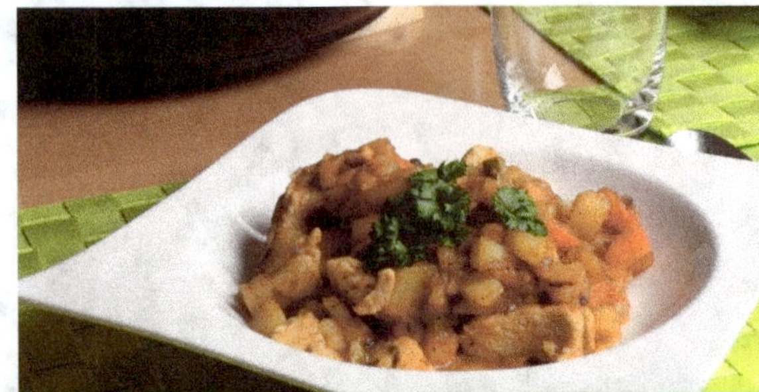

Nährwerte: Kalorien 300 kcal; Kohlenhydrate 25g; Protein 28g; Fett 10g

Zutaten:

- 500 g Putenstreifen
- 4 Kartoffeln
- 4 Karotten
- 1 Dose gehackte Tomaten
- Frisches Basilikum
- Olivenöl
- Salz, Pfeffer

Zubereitung:

1. Vorab die Kartoffeln und Karotten in Würfel schneiden und die Putenstreifen in einer Pfanne mit Olivenöl anbraten.

2. Jetzt die Kartoffel- und Karottenwürfel hinzufügen und mitbraten, bis sie leicht gebräunt sind.

3. Dann die Dose gehackte Tomaten hinzufügen und köcheln lassen, bis alles gar ist.

4. Letztlich mit frischem Basilikum bestreuen und servieren. Guten Appetit!

Hähnchen Tomaten Auflauf

Fertig in
60 Minuten

Portionen
4 Portionen

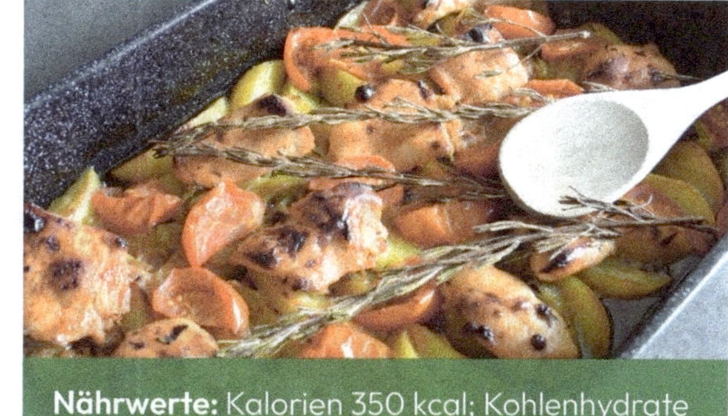

Nährwerte: Kalorien 350 kcal; Kohlenhydrate 30g; Protein 32g; Fett 12g

Zutaten:

- 500 g Hähnchenbrustfilets
- 4 große Kartoffeln
- 4 Tomaten
- Frischer Rosmarin
- Olivenöl
- Salz, Pfeffer

Zubereitung:

1. Anfangs die Hähnchenbrustfilets in Würfel schneiden und die Kartoffeln in dünne Scheiben schneiden und die Tomaten in Scheiben schneiden.

2. Danach eine Auflaufform mit Olivenöl einfetten und eine Schicht Kartoffelscheiben in die Form legen, dann eine Schicht Hähnchenwürfel und eine Schicht Tomatenscheiben darauf verteilen.

3. Als nächstes mit frischem Rosmarin bestreuen und mit Olivenöl beträufeln.

4. Abschließend den Auflauf für 40 Minuten im vorgeheizten Ofen bei 180°C backen, bis die Kartoffeln weich sind und das Hähnchen durchgegart ist, dann herausnehmen und servieren. Guten Appetit!

Rindfleisch Gemüse Stew

Fertig in
2 Stunden

Portionen
6 Portionen

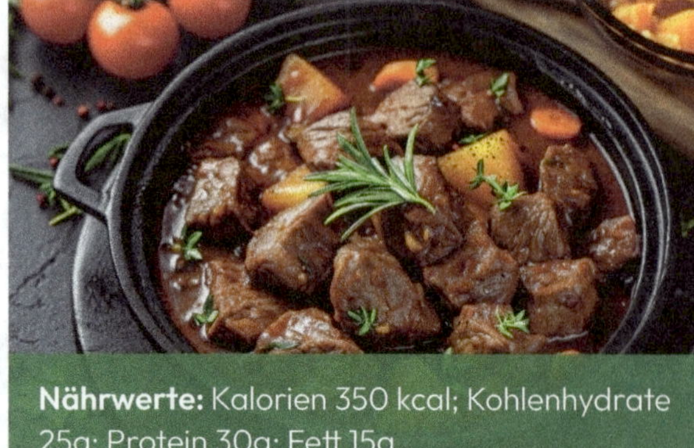

Nährwerte: Kalorien 350 kcal; Kohlenhydrate 25g; Protein 30g; Fett 15g

Zutaten:

- 500 g mageres Rindfleisch (z.B. Rindergulasch)
- 4 Kartoffeln
- 4 Karotten
- 1 Zwiebel
- 2 Knoblauchzehen
- Frischer Rosmarin
- 200 ml Gemüsebrühe
- Salz, Pfeffer

Zubereitung:

1. Zu Beginn das Rindfleisch in mundgerechte Stücke schneiden, die Kartoffeln und Karotten ebenfalls würfeln und die Zwiebel und Knoblauchzehen fein hacken.

2. Daraufhin das Rindfleisch in einem großen Topf mit etwas Olivenöl anbraten, bis es braun ist, die Zwiebel und Knoblauch hinzufügen und glasig dünsten.

3. Jetzt die Kartoffeln und Karotten hinzufügen und kurz mitbraten und mit Gemüsebrühe ablöschen, bis alles bedeckt ist.

4. Zum Schluss den frischen Rosmarin hinzufügen und köcheln lassen, bis das Gemüse weich ist und das Fleisch zart, dann mit Salz und Pfeffer abschmecken und servieren. Guten Appetit!

Vollkornnudeln mit Rindfleisch

Fertig in
30 Minuten

Portionen
4 Portionen

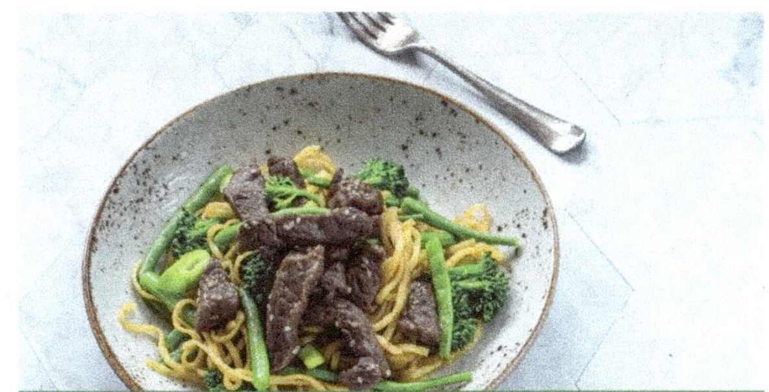

Nährwerte: Kalorien 380 kcal; Kohlenhydrate 40g; Protein 25g; Fett 15g

Zutaten:

- 400 g Vollkornnudeln
- 300 g Rindfleischstreifen (mager)
- 1 Brokkoli
- 200 g grüne Bohnen
- Sojasauce
- Honig
- 2 EL Sesamsamen

Zubereitung:

1. Am Anfang die Vollkornnudeln nach Packungsanweisung kochen.

2. In der Zwischenzeit das Rindfleisch in einer Pfanne anbraten, bis es durchgegart ist, die grünen Bohnen und den Brokkoli hinzufügen und mitbraten, bis das Gemüse bissfest ist.

3. Hiernach die gekochten Vollkornnudeln hinzufügen und mit Sojasauce und Honig abschmecken.

4. Am Ende mit Sesamsamen bestreuen und servieren. Guten Appetit!

Hähnchen Gemüse Ramen

Fertig in
25 Minuten

Portionen
4 Portionen

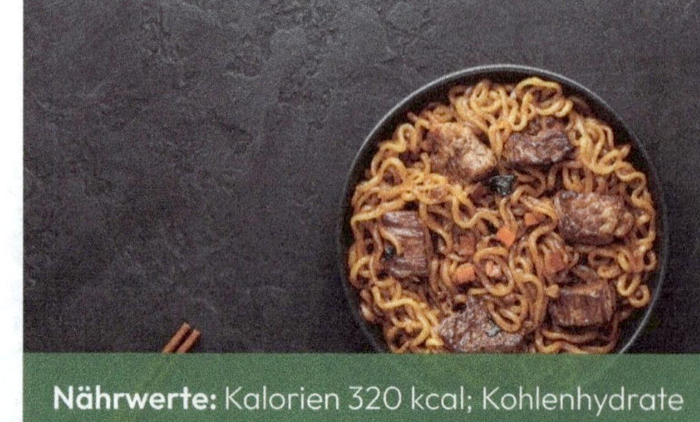

Nährwerte: Kalorien 320 kcal; Kohlenhydrate 30g; Protein 25g; Fett 12g

Zutaten:

- 400 g Vollkorn Ramen Nudeln
- 300 g Hähnchenbrustfilet
- 2 Karotten
- 100 ml Sojasauce
- 2 EL Frühlingszwiebeln
- 1 EL Sesamöl
- 2 EL Sesamsamen

Zubereitung:

1. Im ersten Schritt die Vollkorn Ramen Nudeln nach Packungsanweisung kochen.

2. In der Zwischenzeit das Hähnchenbrustfilet in Streifen schneiden und in einer Pfanne anbraten, bis es durchgegart ist.

3. Jetzt die Karotten in dünnen Scheiben schneiden und zu den Hähnchenstreifen geben und mit Sojasauce und Sesamöl würzen.

4. Im letzten Schritt die gekochten Vollkorn Ramen Nudeln hinzufügen und gut vermengen, mit gehackten Frühlingszwiebeln und Sesamsamen bestreuen und servieren. Guten Appetit!

Reis Hähnchen Brokkoli Bowl

Fertig in
40 Minuten

Portionen
4 Portionen

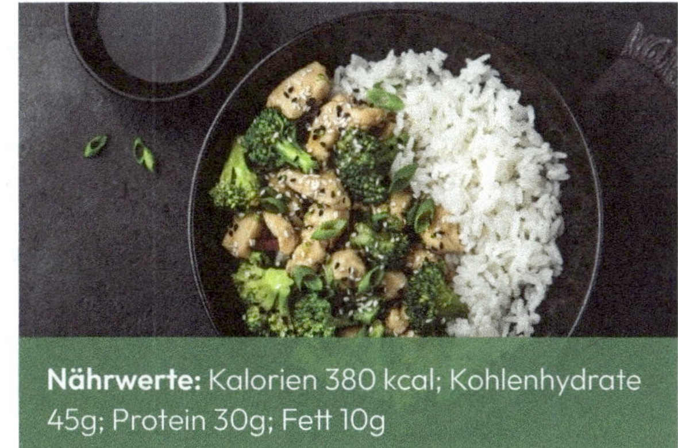

Nährwerte: Kalorien 380 kcal; Kohlenhydrate 45g; Protein 30g; Fett 10g

Zutaten:

- 300 g Basmatireis
- 300 g Hähnchenbrustfilet
- 1 Brokkoli
- Teriyaki Sauce
- Honig
- Sesamsamen

Zubereitung:

1. Vorerst den Basmatireis nach Packungsanweisung kochen.

2. Währenddessen das Hähnchenbrustfilet in Streifen schneiden und in einer Pfanne anbraten und mit Teriyaki Sauce und Honig glasieren.

3. Danach den Brokkoli in Röschen schneiden und kurz in kochendem Wasser blanchieren.

4. Schließlich den gekochten Basmatireis auf Tellern verteilen, den Brokkoli und das Teriyaki Hähnchen darauf anrichten, mit Sesamsamen bestreuen und servieren. Guten Appetit!

Hirse Spinat Hähnchen Auflauf

Fertig in
45 Minuten

Portionen
4 Portionen

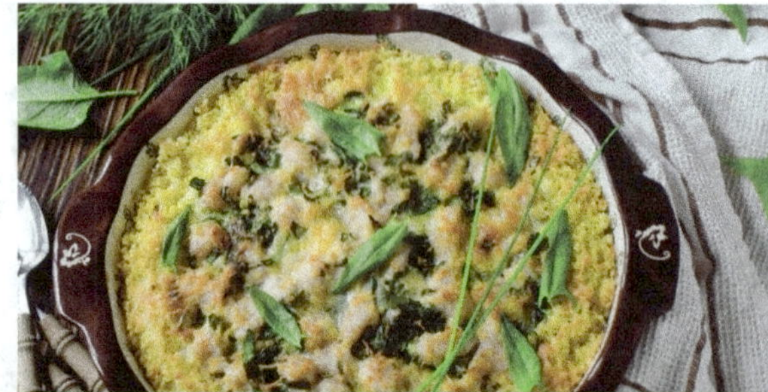

Nährwerte: Kalorien 320 kcal; Kohlenhydrate 30g; Protein 25g; Fett 12g

Zutaten:

- 200 g Hirse
- 300 g Hähnchenbrustfilet
- 200 g frischer Spinat
- 200 ml Gemüsebrühe
- Paprikapulver
- Salz, Pfeffer

Zubereitung:

1. Als erstes die Hirse nach Packungsanweisung kochen und das Hähnchenbrustfilet in Würfel schneiden und in einer Pfanne anbraten, bis es durchgegart ist.

2. Anschließend den frischen Spinat hinzufügen und kurz zusammenfallen lassen.

3. Nun die gekochte Hirse in eine Auflaufform geben, das Hähnchen mit Spinat darauf verteilen und mit Gemüsebrühe, Paprikapulver, Salz und Pfeffer würzen.

4. Als letztes im vorgeheizten Ofen bei 180°C für 20 Minuten backen, bis der Auflauf goldbraun ist, dann servieren und genießen. Guten Appetit!

Mittagsgerichte mit Fisch

Die Hauptspeisen mit Fisch präsentieren magere Proteinoptionen, die reich an Omega-3-Fettsäuren sind. Die Zubereitung dieser Gerichte ist darauf ausgerichtet, eine schmackhafte und gut verdauliche Wahl für Menschen mit Morbus Crohn zu bieten.

Gebackener Kabeljau auf Erbsenrisotto

Fertig in
40 Minuten

Portionen
4 Portionen

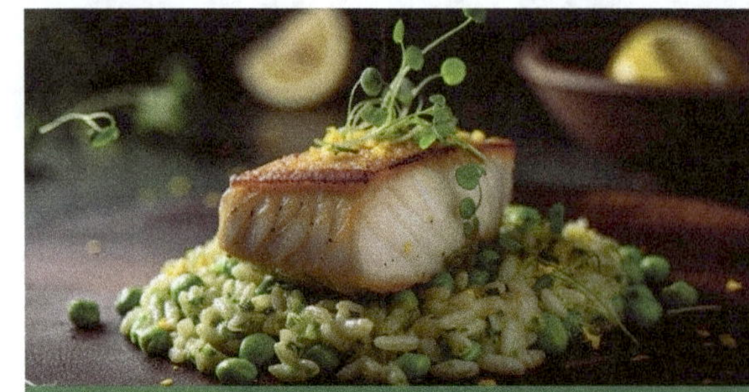

Nährwerte: Kalorien 380 kcal; Kohlenhydrate 40g; Protein 20g; Fett 15g

Zutaten:

- 4 Kabeljaufilets
- 200 g Arborio-Reis
- 1 Zwiebel
- 2 Knoblauchzehen
- 200 g Erbsen
- 1 Liter Gemüsebrühe
- Frische Petersilie
- Olivenöl
- Salz, Pfeffer

Zubereitung:

1. Zuerst die Zwiebel und den Knoblauch fein hacken und den Arborio-Reis in einer Pfanne mit etwas Olivenöl anschwitzen.

2. Jetzt nach und nach die Gemüsebrühe hinzufügen und den Reis unter ständigem Rühren garen, bis er cremig wird.

3. In der Zwischenzeit die Erbsen hinzufügen und weiter rühren und die Kabeljaufilets mit Salz und Pfeffer würzen und in einer separaten Pfanne mit Olivenöl braten, bis sie gar sind.

4. Zuletzt den Kabeljau auf dem Erbsenrisotto anrichten, mit frischer Petersilie garnieren und sofort servieren. Guten Appetit!

Krabben mit Nudeln

Fertig in
25 Minuten

Portionen
4 Portionen

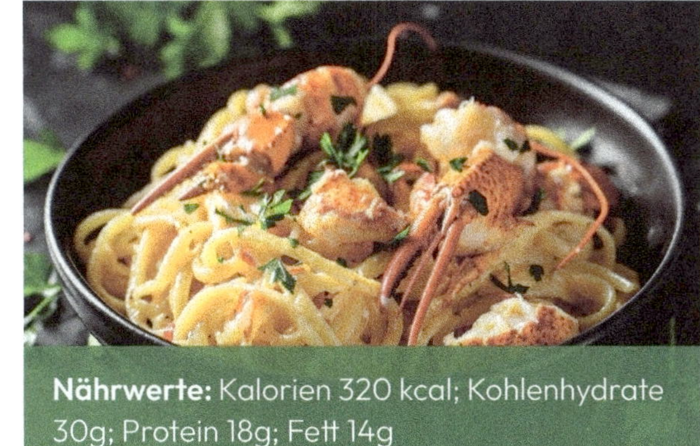

Nährwerte: Kalorien 320 kcal; Kohlenhydrate 30g; Protein 18g; Fett 14g

Zutaten:

- 400 g Linguine
- 250 g Krabben
- 1 Zitrone
- Frischer Petersilie
- Olivenöl
- Salz und Pfeffer

Zubereitung:

1. Vorab die Linguine nach Packungsanweisung kochen, abgießen und beiseitestellen und die Zitrone auspressen.

2. Hiernach die Krabben in einer Pfanne mit Olivenöl erhitzen, mit Zitronensaft beträufeln und mit Salz und Pfeffer würzen.

3. Folglich die gekochten Linguine zu den Krabben geben, gut vermengen und mit frischer Petersilie garnieren.

4. Letztlich sofort servieren und genießen. Guten Appetit!

Gebackene Makrele mit Kartoffeln

Fertig in
35 Minuten

Portionen
4 Portionen

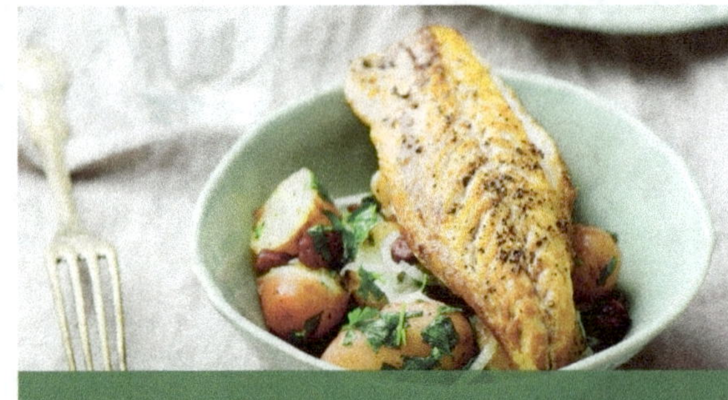

Nährwerte: Kalorien 420 kcal; Kohlenhydrate 25g; Protein 22g; Fett 25g

Zutaten:

- 4 Makrelenfilets
- 500 g Kartoffeln
- Frische Petersilie
- Zitronensaft
- Olivenöl
- Salz und Pfeffer

Zubereitung:

1. Anfangs die Kartoffeln schälen und in kleine Würfel schneiden und die Makrelenfilets mit Zitronensaft beträufeln und mit Salz und Pfeffer würzen.

2. Im nächsten Schritt die Kartoffelwürfel in einer Pfanne mit Olivenöl goldbraun braten.

3. Gleichzeitig die Makrelenfilets in einer anderen Pfanne mit Olivenöl braten, bis sie durchgegart sind.

4. Daraufhin die gebackenen Makrelenfilets auf den Kartoffeln anrichten und mit frischer Petersilie garnieren.

5. Abschließend sofort servieren und genießen. Guten Appetit!

Zanderfilet in Tomatensauce

Fertig in
30 Minuten

Portionen
4 Portionen

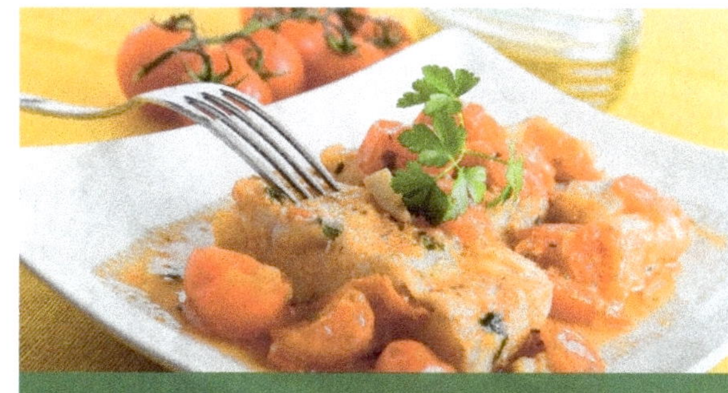

Nährwerte: Kalorien 340 kcal; Kohlenhydrate 15g; Protein 24g; Fett 20g

Zutaten:

- 4 Zanderfilets
- 250 g Kirschtomaten
- 1 Zwiebel
- 2 Knoblauchzehen
- Frisches Basilikum
- Olivenöl
- Salz und Pfeffer

Zubereitung:

1. Zu Beginn die Zwiebel und den Knoblauch fein hacken und die Kirschtomaten halbieren.

2. Jetzt die Zanderfilets in einer Pfanne mit Olivenöl braten, bis sie durchgegart sind.

3. Gleichzeitig die gehackte Zwiebel und den Knoblauch in einer anderen Pfanne anschwitzen und die halbierten Kirschtomaten hinzufügen und kurz mitbraten.

4. Nachfolgend die gebratenen Zanderfilets auf der Tomatenmischung anrichten und mit frischem Basilikum garnieren.

5. Zum Schluss sofort servieren und genießen. Guten Appetit!

Gegrillte Seebrasse mit Gemüse

Fertig in
45 Minuten

Portionen
4 Portionen

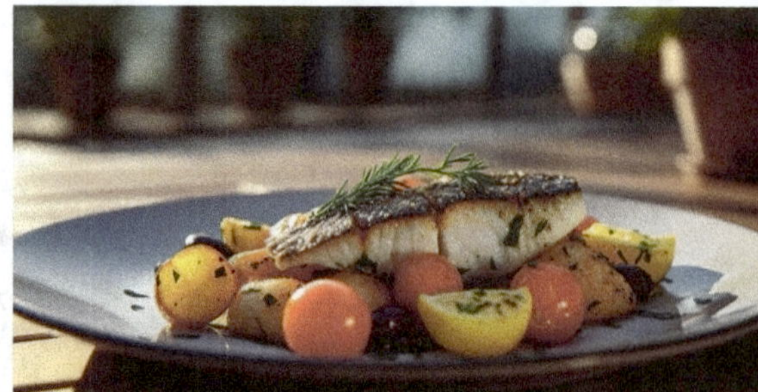

Nährwerte: Kalorien 360 kcal; Kohlenhydrate 30g; Protein 26g; Fett 18g

Zutaten:

- 4 Seebrassen Filets
- 500 g kleine Kartoffeln
- 250 g Kirschtomaten
- Frischer Thymian
- Olivenöl
- Salz und Pfeffer

Zubereitung:

1. Am Anfang die kleinen Kartoffeln halbieren und die Kirschtomaten ebenfalls halbiere und die Seebrassen Filets mit Salz und Pfeffer würzen.

2. Im nächsten Schritt die Kartoffeln in einer Pfanne mit Olivenöl anbraten und die Seebrassen Filets auf dem Grill oder in einer Grillpfanne garen.

3. Nun die gegrillten Seebrassen Filets auf den angebratenen Kartoffeln anrichten, mit halbierten Kirschtomaten garnieren und mit frischem Thymian bestreuen.

4. Am Ende sofort servieren und genießen. Guten Appetit!

Fusilli mit Thunfisch

Fertig in
25 Minuten

Portionen
4 Portionen

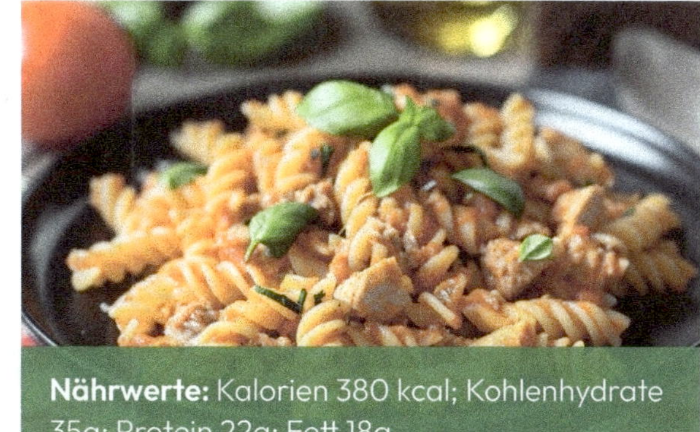

Nährwerte: Kalorien 380 kcal; Kohlenhydrate 35g; Protein 22g; Fett 18g

Zutaten:

- 400 g Vollkorn-Fusilli
- 2 Dosen Thunfisch im eigenen Saft
- 500 g passierte Tomaten
- 1 Zwiebel
- 2 Knoblauchzehen
- Frisches Basilikum
- Olivenöl
- Salz und Pfeffer

Zubereitung:

1. Im ersten Schritt die Vollkorn-Fusilli nach Packungsanweisung kochen und beiseitestellen und die Zwiebel und den Knoblauch fein hacken.

2. Anschließend in einer Pfanne mit Olivenöl die gehackte Zwiebel und den Knoblauch anschwitzen, Thunfisch hinzufügen und kurz anbraten.

3. Dann die passierten Tomaten dazugeben und alles gut vermengen und die gekochten Fusilli unter die Thunfisch-Tomatensoße mischen.

4. Im letzten Schritt das frische Basilikum hinzufügen und mit Salz und Pfeffer abschmecken und sofort servieren und genießen. Guten Appetit!

Safran Risotto mit Hummer

Fertig in
40 Minuten

Portionen
4 Portionen

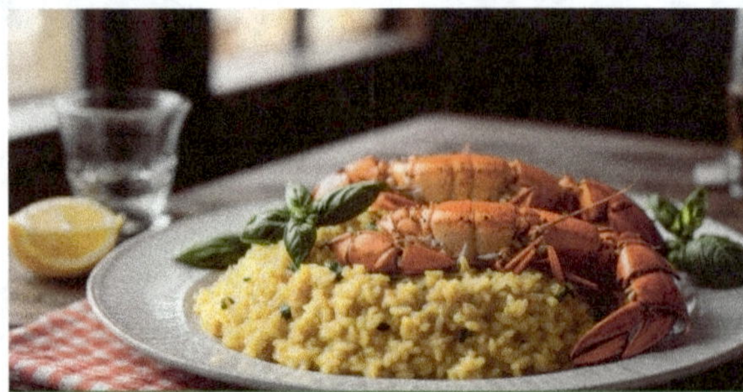

Nährwerte: Kalorien 420 kcal; Kohlenhydrate 30g; Protein 20g; Fett 22g

Zutaten:

- 300 g Arborio-Reis
- 1 Hummer (ca. 600 g)
- 1 Zwiebel
- 2 Knoblauchzehen
- 1 Liter Gemüsebrühe
- Safranfäden
- Frische Petersilie
- Olivenöl
- Salz und Pfeffer

Zubereitung:

1. Vorerst die Zwiebel und den Knoblauch fein hacken und den Arborio-Reis in einer Pfanne mit Olivenöl anschwitzen.

2. Folglich die Safranfäden hinzufügen und nach und nach die Gemüsebrühe hinzufügen, bis der Reis cremig ist.

3. Dann die gehackte Zwiebel und den Knoblauch in einer anderen Pfanne anschwitzen und den Hummer hinzufügen, kurz anbraten, bis der Hummer gar ist.

4. Schließlich den Hummer auf dem Safran Risotto anrichten, mit frischer Petersilie garnieren und sofort servieren. Guten Appetit!

Kabeljau auf Süßkartoffel Pommes

Fertig in
30 Minuten

Portionen
4 Portionen

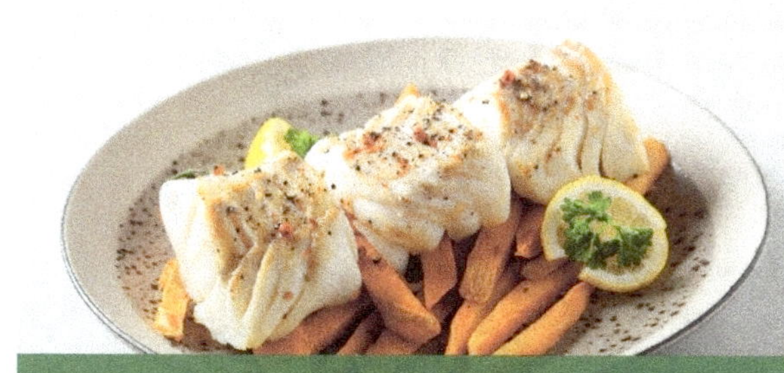

Nährwerte: Kalorien 350 kcal; Kohlenhydrate 30g; Protein 24g; Fett 16g

Zutaten:

- 4 Kabeljau-Loins
- 4 Süßkartoffeln
- Frischer Dill
- Zitronensaft
- Olivenöl
- Salz und Pfeffer

Zubereitung:

1. Als erstes die Süßkartoffeln schälen und in Pommes Form schneide und die Kabeljau-Loins mit Zitronensaft beträufeln und mit Salz und Pfeffer würzen.

2. Anschließend die Süßkartoffel Pommes in einer Pfanne mit Olivenöl goldbraun braten.

3. Gleichzeitig die Kabeljau-Loins in einer anderen Pfanne mit Olivenöl braten, bis sie durchgegart sind.

4. Als letztes die gebackenen Kabeljau-Loins auf den Süßkartoffel Pommes anrichten, mit frischem Dill garnieren und sofort servieren. Guten Appetit!

Lachs Brokkoli Spinat Quiche

Fertig in
45 Minuten

Portionen
4 Portionen

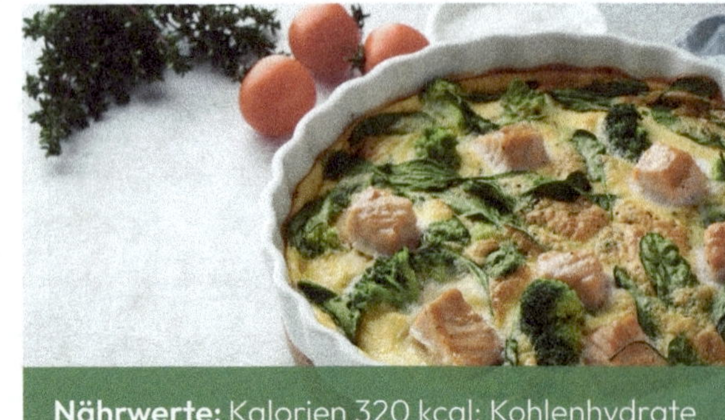

Nährwerte: Kalorien 320 kcal; Kohlenhydrate 25g; Protein 22g; Fett 16g

Zutaten:

- 1 Packung Blätterteig
- 300 g Lachsfilet
- 200 g Brokkoli
- 100 g frischer Spinat
- 4 Eier
- 200 ml Buttermilch
- Frischer Dill
- Salz und Pfeffer

Zubereitung:

1. Zuerst den Blätterteig in eine Quiche Form legen und den Lachs in kleine Stücke schneiden und den Brokkoli sowie den frischen Spinat fein hacken.

2. Nachfolgend die Eier mit Buttermilch verquirlen, dann den geschnittenen Lachs, Brokkoli und Spinat hinzufügen und alles gut vermengen und mit Salz und Pfeffer würzen.

3. Anschließend die Ei-Mischung in die Quiche Form gießen und mit frischem Dill bestreuen und im vorgeheizten Ofen bei 180 Grad Celsius ca. 30 Minuten backen, bis die Quiche goldbraun ist.

4. Zuletzt aus dem Ofen nehmen, kurz abkühlen lassen und in Stücke schneiden. Guten Appetit!

Lachsfilet auf Spargel

Fertig in
35 Minuten

Portionen
4 Portionen

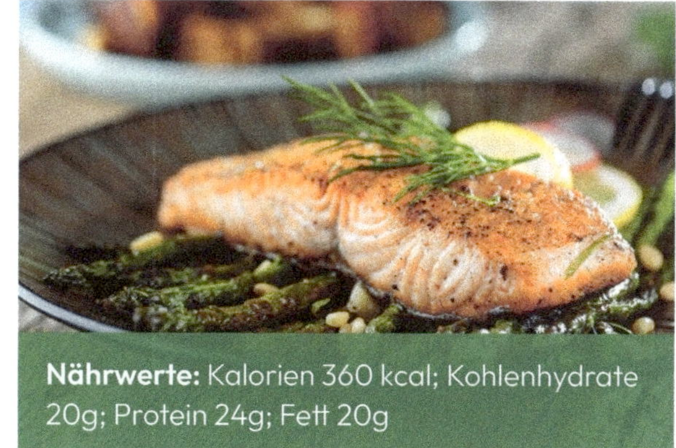

Nährwerte: Kalorien 360 kcal; Kohlenhydrate 20g; Protein 24g; Fett 20g

Zutaten:

- 4 Lachsfilets
- 500 g grüner Spargel
- 1 Zitrone
- Frische Petersilie
- Olivenöl
- Salz und Pfeffer

Zubereitung:

1. Vorab den grünen Spargel schälen und die holzigen Enden abschneiden und die Lachsfilets mit Zitronensaft beträufeln und mit Salz und Pfeffer würzen.

2. Hiernach den grünen Spargel in einer Pfanne mit Olivenöl anbraten.

3. Als nächstes die Lachsfilets in einer anderen Pfanne mit Olivenöl braten, bis sie durchgegart sind.

4. Letztlich die gebratenen Lachsfilets auf dem angebratenen Spargel anrichten, mit frischer Petersilie garnieren und sofort servieren. Guten Appetit!

Vegetarische Mittagsgerichte

Die vegetarischen Hauptspeisen in diesem Kochbuch sind darauf ausgerichtet, eine ausgewogene und gut verträgliche Ernährung für Menschen mit Morbus Crohn zu unterstützen. Frische Gemüsesorten und proteinreiche pflanzliche Quellen bieten köstliche vegetarische Optionen.

Gebackene Conchiglie

Fertig in
40 Minuten

Portionen
4 Portionen

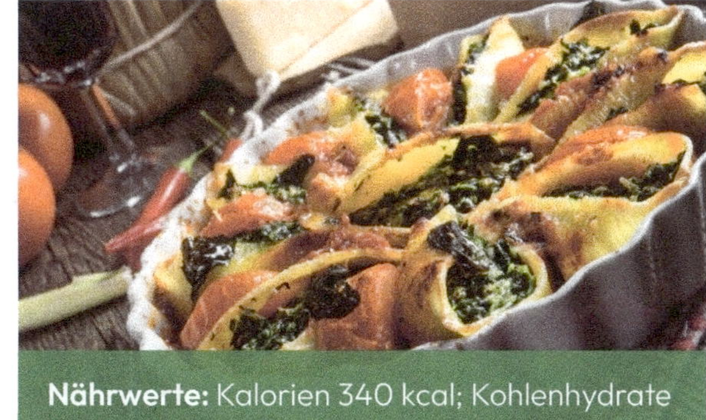

Nährwerte: Kalorien 340 kcal; Kohlenhydrate 40g; Protein 18g; Fett 14g

Zutaten:

- 250 g Vollkorn Conchiglie
- 200 g frischer Spinat
- 200 g Frischkäse (fettarm)
- 1 Knoblauchzehe
- 400 g Tomaten, gewürfelt
- Frisches Basilikum
- Olivenöl
- Salz und Pfeffer

Zubereitung:

1. Anfangs die Vollkorn Conchiglie nach Packungsanweisung kochen und beiseitestellen, den frischen Spinat grob hacken und die Knoblauchzehe fein würfeln.

2. Jetzt den Spinat in einer Pfanne mit Olivenöl anschwitzen, den Frischkäse hinzufügen und alles gut vermengen und mit Salz und Pfeffer abschmecken.

3. Folglich die gekochten Conchiglie mit der Spinat-Frischkäsefüllung füllen und in eine Auflaufform legen, die gewürfelten Tomaten darauf verteilen und mit frischem Basilikum garnieren.

4. Abschließend im vorgeheizten Ofen bei 180 Grad Celsius ca. 20 Minuten backen, bis der Auflauf goldbraun ist. Sofort servieren. Guten Appetit!

Ratatouille

Fertig in
45 Minuten

Portionen
4 Portionen

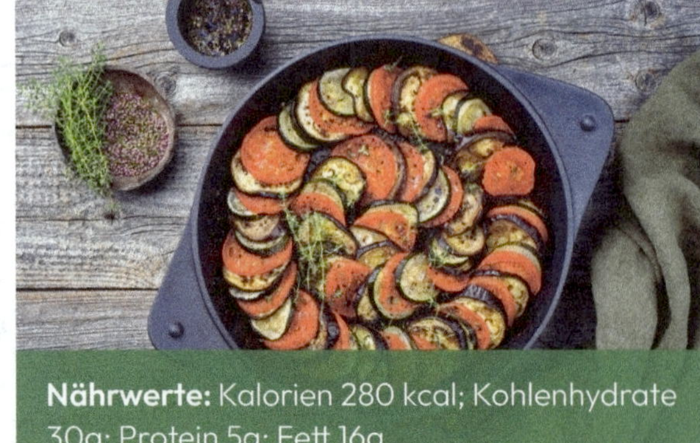

Nährwerte: Kalorien 280 kcal; Kohlenhydrate 30g; Protein 5g; Fett 16g

Zutaten:

- 2 Zucchini
- 2 Auberginen
- 4 Tomaten
- 1 Zwiebel
- 2 Knoblauchzehen
- Frischer Thymian
- Olivenöl
- Salz und Pfeffer

Zubereitung:

1. Zu Beginn die Zucchini, Auberginen und Tomaten in dünne Scheiben schneiden und die Zwiebel fein hacken und den Knoblauch ebenfalls fein würfeln.

2. Hiernach in einer Pfanne mit Olivenöl die gehackte Zwiebel und den gewürfelten Knoblauch anschwitzen.

3. Dann die Zucchinischeiben hinzufügen und kurz anbraten und nach und nach die Auberginen- und Tomatenscheiben hinzufügen.

4. Nun alles gut vermengen und mit frischem Thymian, Salz und Pfeffer würzen und das Gemüse in einer gusseisernen Pfanne oder einer Auflaufform anordnen.

5. Zum Schluss im vorgeheizten Ofen bei 200 Grad Celsius ca. 25 Minuten backen, bis das Gemüse weich ist. Sofort servieren. Guten Appetit!

Brokkoli Auflauf

Fertig in
35 Minuten

Portionen
4 Portionen

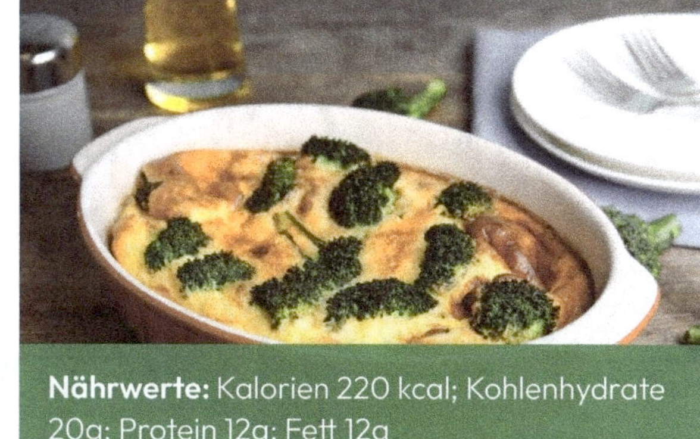

Nährwerte: Kalorien 220 kcal; Kohlenhydrate 20g; Protein 12g; Fett 12g

Zutaten:

- 500 g Brokkoli
- 200 g Gouda, gerieben (fettarm)
- 300 ml Milch (laktosefrei)
- 2 EL Vollkornmehl
- 2 EL Butter
- Muskatnuss
- Salz und Pfeffer

Zubereitung:

1. Im ersten Schritt den Brokkoli in kleine Röschen schneiden und in einem Topf Butter schmelzen, Vollkornmehl hinzufügen und kurz anschwitzen.

2. Im nächsten Schritt nach und nach Milch unter ständigem Rühren hinzufügen, bis eine cremige Sauce entsteht, den Gouda unterheben und mit Muskatnuss, Salz und Pfeffer würzen.

3. Im Anschluss die Brokkoli Röschen in eine Auflaufform legen und die Käsesauce darüber gießen.

4. Im letzten Schritt im vorgeheizten Ofen bei 180 Grad Celsius ca. 20 Minuten backen, bis der Auflauf goldbraun ist und dann sofort servieren. Guten Appetit!

Fusilli mit Spargel und Feta

Fertig in
30 Minuten

Portionen
4 Portionen

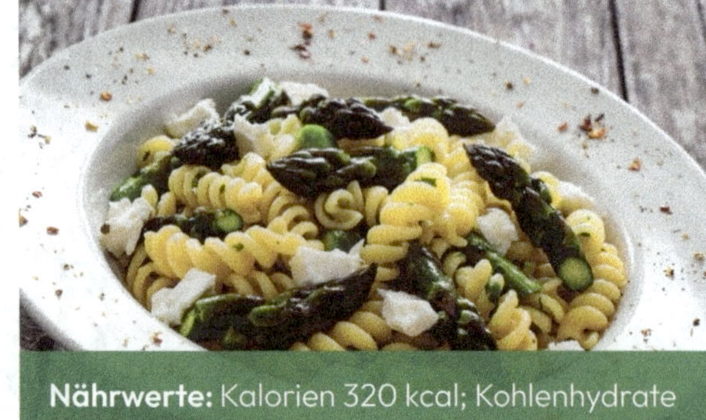

Nährwerte: Kalorien 320 kcal; Kohlenhydrate 35g; Protein 14g; Fett 15g

Zutaten:

- 400 g Fusilli
- 500 g grüner Spargel
- 150 g Feta-Käse
- 1 Zitrone
- Frische Petersilie
- Olivenöl
- Salz und Pfeffer

Zubereitung:

1. Am Anfang die Fusilli nach Packungsanweisung kochen und beiseitestellen und den grünen Spargel schälen und in kleine Stücke schneiden.

2. Danach den Spargel in einer Pfanne mit Olivenöl anbraten und gleichzeitig die gekochten Fusilli zu dem Spargel geben.

3. Als nächstes den Feta-Käse darüber bröckeln, mit Zitronensaft beträufeln und alles gut vermengen.

4. Am Ende mit frischer Petersilie garnieren und mit Salz und Pfeffer abschmecken und sofort servieren. Guten Appetit!

Spargel Feta Quiche

Fertig in
50 Minuten

Portionen
4 Portionen

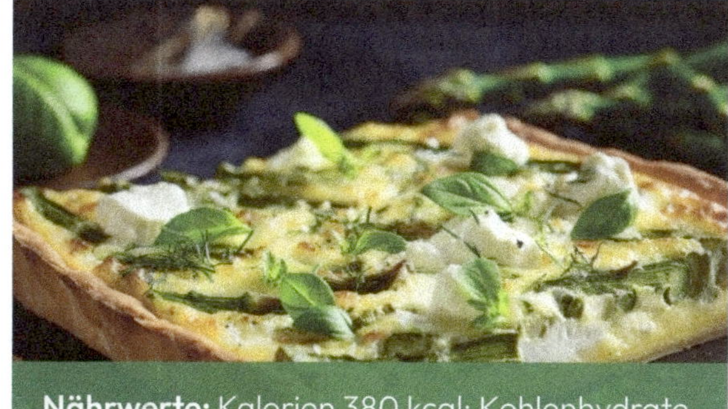

Nährwerte: Kalorien 380 kcal; Kohlenhydrate 30g; Protein 18g; Fett 22g

Zutaten:

- 1 Packung Blätterteig
- 500 g grüner Spargel
- 200 g Feta-Käse
- 4 Eier
- 200 ml Buttermilch
- Frischer Dill
- Salz und Pfeffer

Zubereitung:

1. Vorerst den Blätterteig in eine Quiche Form legen und den grünen Spargel schälen und die holzigen Enden abschneiden.

2. Folglich den Spargel in einer Pfanne mit Olivenöl anbraten und die Eier mit der Buttermilch verquirlen, den Feta-Käse hinzufügen und alles gut vermengen.

3. Nachfolgend mit Salz und Pfeffer würzen und den angebratenen Spargel auf den Blätterteig legen und die Ei-Feta-Mischung darüber gießen und mit frischem Dill bestreuen.

4. Schließlich im vorgeheizten Ofen bei 180 Grad Celsius ca. 30 Minuten backen, bis die Quiche goldbraun ist. Sofort servieren. Guten Appetit!

Karotten Risotto

Fertig in
30 Minuten

Portionen
4 Portionen

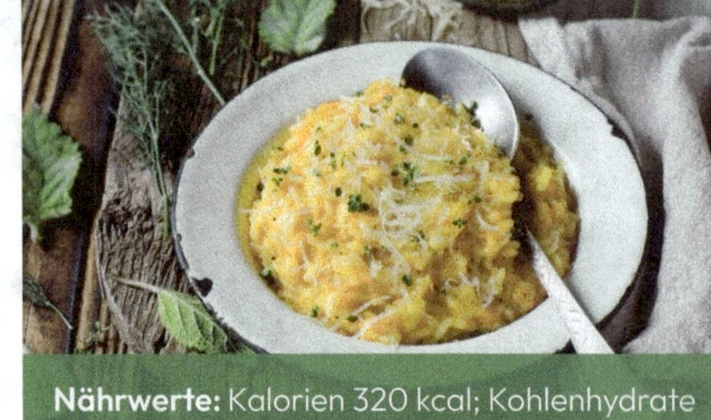

Nährwerte: Kalorien 320 kcal; Kohlenhydrate 45g; Protein 10g; Fett 12g

Zutaten:

- 300 g Arborio-Reis
- 500 g Karotten
- 1 Liter Gemüsebrühe
- 100 g geriebener Parmesan
- Frische Petersilie
- Olivenöl
- Salz und Pfeffer

Zubereitung:

1. Als erstes die Karotten schälen und in kleine Würfel schneiden und in einem Topf mit Olivenöl den Arborio-Reis kurz anrösten.

2. Daraufhin nach und nach die Gemüsebrühe hinzufügen, bis der Reis cremig wird und die Karottenwürfel dazugeben und weiter rühren.

3. Als letztes den geriebenen Parmesan unterheben, mit frischer Petersilie garnieren und mit Salz und Pfeffer abschmecken. Sofort servieren. Guten Appetit!

Tofu Quinoa Gemüse Bowl

Fertig in
40 Minuten

Portionen
4 Portionen

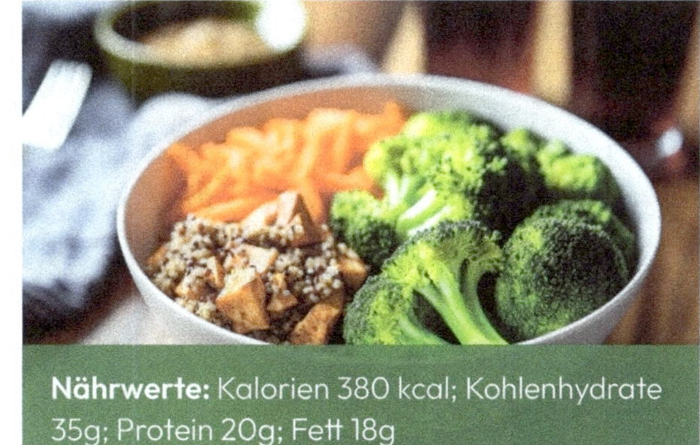

Nährwerte: Kalorien 380 kcal; Kohlenhydrate 35g; Protein 20g; Fett 18g

Zutaten:

- 2 Tassen Quinoa
- 500 g Brokkoli
- 300 g festen Tofu
- 3 Karotten
- 1 Zitrone
- Frischer Koriander
- Olivenöl
- Salz und Pfeffer

Zubereitung:

1. Zuerst den Quinoa nach Packungsanweisung kochen und beiseitestellen und den Brokkoli in Röschen schneiden, den Tofu würfeln und die Karotten in dünne Streifen schneiden.

2. Anschließend den Tofu in einer Pfanne mit Olivenöl anbraten, bis er goldbraun ist, den Brokkoli hinzufügen und kurz mitbraten.

3. Als nächstes die Karottenstreifen dazugeben und weiter braten und den gekochten Quinoa in Schalen verteilen und das gebratene Gemüse mit Tofu darauf anrichten.

4. Zuletzt mit Zitronensaft beträufeln, frischen Koriander darüber streuen und mit Salz und Pfeffer würzen und sofort servieren. Guten Appetit!

Hirse Auberginen Porridge

Fertig in
25 Minuten

Portionen
4 Portionen

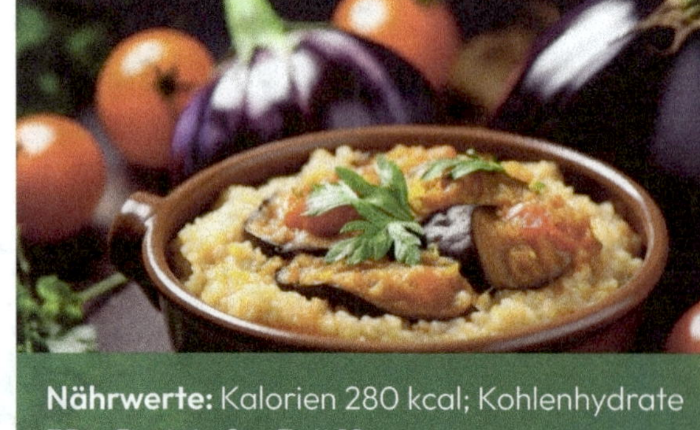

Nährwerte: Kalorien 280 kcal; Kohlenhydrate 35g; Protein 8g; Fett 12g

Zutaten:

- 1 Tasse Hirse
- 1 Dose gestückelte Tomaten
- 1 Aubergine
- 1 Zwiebel
- 2 Knoblauchzehen
- Frisches Basilikum
- Olivenöl
- Salz und Pfeffer

Zubereitung:

1. Vorab die Hirse nach Packungsanweisung kochen und beiseitestellen und die Aubergine in Scheiben schneiden, die Zwiebel und den Knoblauch fein hacken.

2. Dann in einer Pfanne mit Olivenöl die gehackte Zwiebel und den gewürfelten Knoblauch anschwitzen und die Auberginen hinzufügen und kurz anbraten.

3. Nachfolgend die gestückelten Tomaten dazugeben und alles gut vermengen und die gekochte Hirse in die Tomaten-Auberginenmischung einrühren.

4. Letztlich frisches Basilikum hinzufügen und mit Salz und Pfeffer abschmecken und sofort servieren. Guten Appetit!

Zucchini Auflauf

Fertig in
35 Minuten

Portionen
4 Portionen

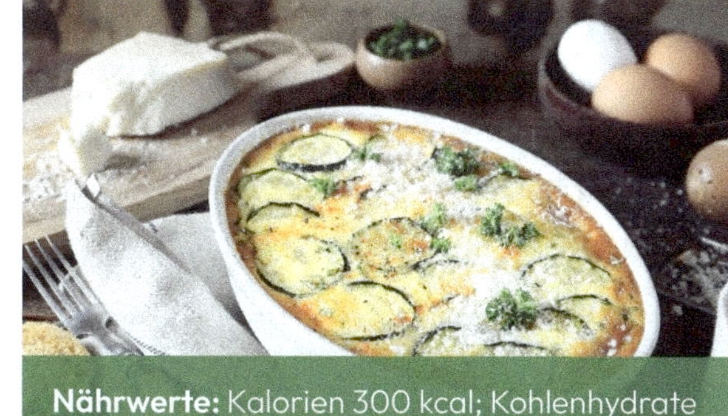

Nährwerte: Kalorien 300 kcal; Kohlenhydrate 25g; Protein 12g; Fett 16g

Zutaten:

- 4 Zucchini
- 3 Tomaten
- 1 Zwiebel
- 2 Knoblauchzehen
- 150 g geriebener Gouda
- Frischer Thymian
- Olivenöl
- Salz und Pfeffer

Zubereitung:

1. Anfangs die Zucchini in dünne Scheiben schneiden, die Tomaten in Ringe schneiden, die Zwiebel fein hacken und die Knoblauchzehen würfeln.

2. Im nächsten Schritt die gehackte Zwiebel und den gewürfelten Knoblauch in einer Pfanne mit Olivenöl anschwitzen und die Zucchinischeiben kurz anbraten.

3. Danach in einer Auflaufform abwechselnd Zucchini, Tomaten und Gouda schichten und mit frischem Thymian bestreuen und mit Salz und Pfeffer würzen.

4. Abschließend im vorgeheizten Ofen bei 200 Grad Celsius ca. 20 Minuten backen, bis der Auflauf goldbraun ist. Sofort servieren. Guten Appetit!

Aloo Gobi mit Reis

Fertig in
40 Minuten

Portionen
4 Portionen

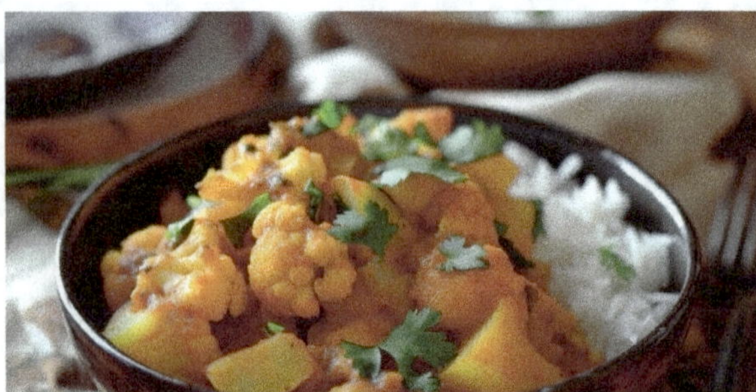

Nährwerte: Kalorien 340 kcal; Kohlenhydrate 40g; Protein 14g; Fett 16g

Zutaten:

- 1 Blumenkohl
- 4 Kartoffeln
- 1 Zwiebel
- 2 Tomaten
- 2 Knoblauchzehen
- Ingwer (daumengroßes Stück)
- Frischer Koriander
- 1 TL Gewürzmischung (Kreuzkümmel, Kurkuma, Garam Masala)
- 250 g Basmati-Reis
- Olivenöl
- Salz und Pfeffer

Zubereitung:

1. Zu Beginn den Basmati-Reis nach Packungsanweisung kochen und beiseitestellen und den Blumenkohl in kleine Röschen schneiden, die Kartoffeln würfeln, die Zwiebel fein hacken, die Tomaten würfeln, den Ingwer reiben und den Knoblauch fein hacken.

2. Daraufhin in einer Pfanne mit Olivenöl die gehackte Zwiebel, geriebenen Ingwer und gewürfelten Knoblauch anschwitzen, die Gewürzmischung hinzufügen und kurz rösten.

3. Im Anschluss die Kartoffeln und Blumenkohlröschen dazugeben und gut vermengen, die gewürfelten Tomaten unterheben und alles für ca. 15-20 Minuten köcheln lassen.

4. Zum Schluss mit Salz und Pfeffer abschmecken, frischen Koriander darüber streuen und sofort mit dem gekochten Basmati-Reis servieren. Guten Appetit!

Beilagen

Die Beilagen in diesem Kochbuch wurden sorgfältig ausgewählt, um schmackhafte und gut verträgliche Begleiter zu den Hauptgerichten zu bieten. Leicht verdauliche Kohlenhydrate und schonend zubereitetes Gemüse sind Schlüsselelemente dieser vielfältigen Beilagen Optionen.

Brokkoli Püree

Fertig in
25 Minuten

Portionen
4 Portionen

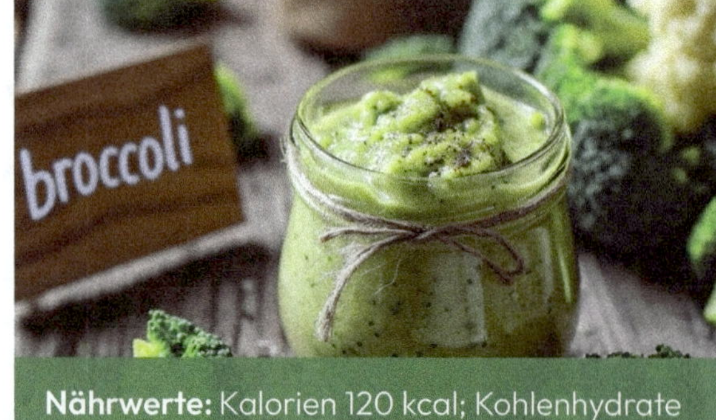

Nährwerte: Kalorien 120 kcal; Kohlenhydrate 10g; Protein 5g; Fett 7g

Zutaten:

- 500 g Brokkoli
- 2 Kartoffeln
- 50 ml Gemüsebrühe
- 2 EL Olivenöl
- Frische Petersilie
- Salz und Pfeffer

Zubereitung:

1. Im ersten Schritt den Brokkoli in Röschen schneiden, die Kartoffeln würfeln und in einem Topf mit Gemüsebrühe weichkochen, dann abgießen und beiseitestellen.

2. Im nächsten Schritt in einer Pfanne Olivenöl erhitzen und die gekochten Kartoffeln und Brokkoli darin anbraten.

3. Folglich alles zu einem Püree pürieren und mit Salz und Pfeffer abschmecken

4. Im letzten Schritt frische Petersilie unterrühren und sofort servieren. Guten Appetit!

Gedünstete grüne Bohnen

Fertig in
20 Minuten

Portionen
4 Portionen

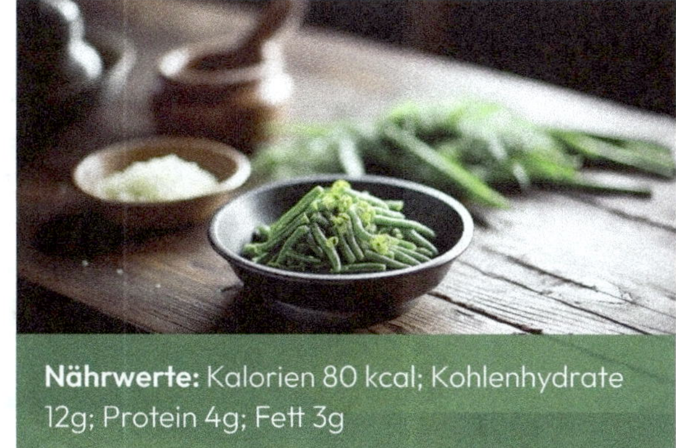

Nährwerte: Kalorien 80 kcal; Kohlenhydrate 12g; Protein 4g; Fett 3g

Zutaten:

- 500 g grüne Bohnen
- 2 EL Olivenöl
- 2 Knoblauchzehen
- Zitronenzesten
- Frischer Thymian
- Salz und Pfeffer

Zubereitung:

1. Am Anfang die grünen Bohnen waschen und die Enden abschneiden und in einer Pfanne Olivenöl erhitzen, die Knoblauchzehen pressen und in das Öl geben.

2. Anschließend die grünen Bohnen in die Pfanne geben und bei mittlerer Hitze dünsten.

3. Im Anschluss die Zitronenzesten hinzufügen, mit frischem Thymian bestreuen und mit Salz und Pfeffer würzen.

4. Am Ende die Bohnen solange dünsten, bis sie bissfest sind. Sofort servieren. Guten Appetit!

Ziegenkäse Dip

Fertig in
15 Minuten

Portionen
4 Portionen

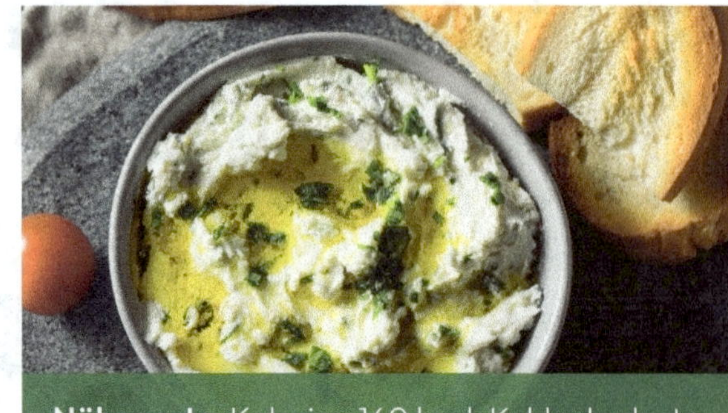

Nährwerte: Kalorien 160 kcal; Kohlenhydrate 2g; Protein 5g; Fett 15g

Zutaten:

- 200 g Ziegenkäse
- 100 g griechischer Joghurt
- Frischer Schnittlauch
- Frischer Dill
- Olivenöl
- Zitronensaft
- Salz und Pfeffer

Zubereitung:

1. Vorerst den Ziegenkäse in eine Schüssel geben und mit einer Gabel zerdrücken und den griechischen Joghurt unterrühren.

2. Jetzt den Schnittlauch und den Dill fein schneiden und alles zum Ziegenkäse-Joghurt-Gemisch hinzufügen.

3. Schließlich mit Olivenöl und Zitronensaft vermengen, mit Salz und Pfeffer abschmecken und sofort servieren. Guten Appetit!

Gebratener Fenchel

Fertig in
30 Minuten

Portionen
4 Portionen

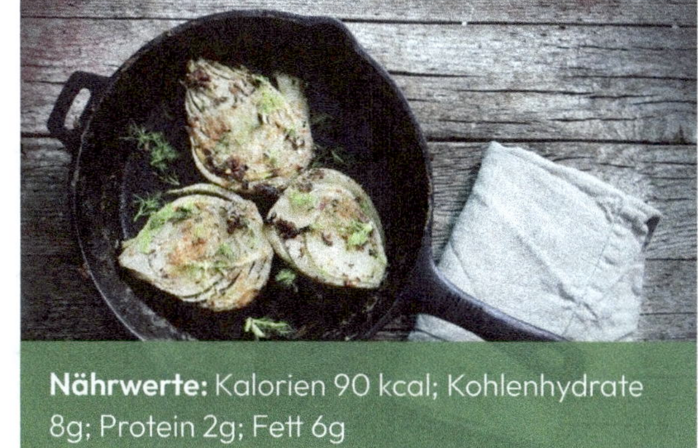

Nährwerte: Kalorien 90 kcal; Kohlenhydrate 8g; Protein 2g; Fett 6g

Zutaten:

- 2 Fenchelknollen
- 2 EL Olivenöl
- Frisches Fenchelgrün
- Frischer Koriander
- Zitronensaft
- Salz und Pfeffer

Zubereitung:

1. Als erstes die Fenchelknollen in dünne Scheiben schneiden und in einer Pfanne Olivenöl erhitzen und die Fenchelscheiben darin anbraten.

2. Daraufhin das frische Fenchelgrün grob hacken und den frischen Koriander fein schneiden und beides zu dem gebratenen Fenchel geben.

3. Als letztes mit Zitronensaft beträufeln, mit Salz und Pfeffer würzen und alles gut vermengen. Sofort servieren. Guten Appetit!

Gemüsepuffer

Fertig in
40 Minuten

Portionen
4 Portionen

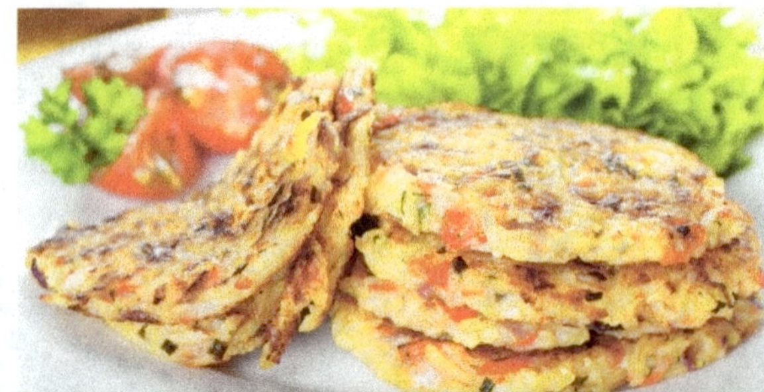

Nährwerte: Kalorien 180 kcal; Kohlenhydrate 20g; Protein 6g; Fett 8g

Zutaten:

- 2 Zucchini
- 2 Tomaten
- 2 Kartoffeln
- 2 Eier
- 3 EL Vollkornmehl
- Frische Petersilie
- Olivenöl
- Salz und Pfeffer

Zubereitung:

1. Zuerst die Zucchini, Tomaten und Kartoffeln grob raspeln und alles gut ausdrücken, damit überschüssige Flüssigkeit entfernt wird.

2. Nachfolgend die Eier und das Vollkornmehl hinzufügen und alles zu einem Teig vermengen und in einer Pfanne Olivenöl erhitzen.

3. Folglich mit einem Esslöffel kleine Portionen des Gemüseteigs in die Pfanne geben und flach drücken und von beiden Seiten goldbraun braten.

4. Zuletzt die Gemüsepuffer auf Küchenpapier abtropfen lassen, mit frischer Petersilie garnieren und sofort servieren. Guten Appetit!

Erbsen Dip

Fertig in
15 Minuten

Portionen
4 Portionen

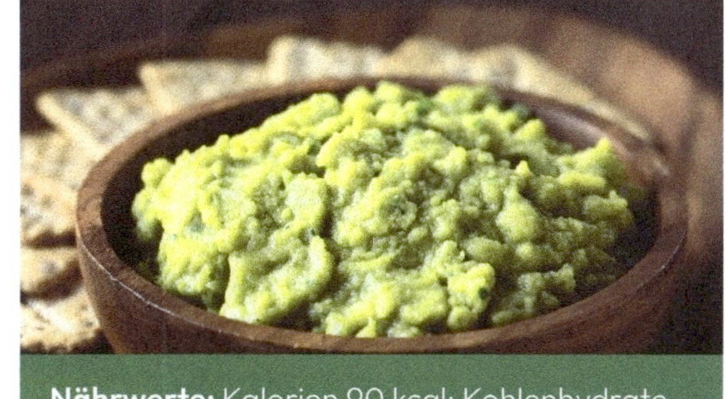

Nährwerte: Kalorien 90 kcal; Kohlenhydrate 10g; Protein 4g; Fett 4g

Zutaten:

- 300 g Erbsen (frisch oder tiefgefroren)
- 1 Handvoll frische Petersilie
- 1 Knoblauchzehe
- Saft einer halben Zitrone
- 2 EL Olivenöl
- 2 EL Mandelmehl
- Salz und Pfeffer

Zubereitung:

1. Vorab die Erbsen nach Packungsanweisung kochen und die frische Petersilie fein hacken, den Knoblauch pressen.

2. Hiernach die gekochten Erbsen, gehackte Petersilie, Knoblauch, Zitronensaft, Olivenöl und Mandelmehl in einem Mixer pürieren, bis eine cremige Konsistenz entsteht.

3. Letztlich mit Salz und Pfeffer abschmecken und sofort servieren. Guten Appetit!

Gebackene Karotten mit Mandeln

Fertig in
30 Minuten

Portionen
4 Portionen

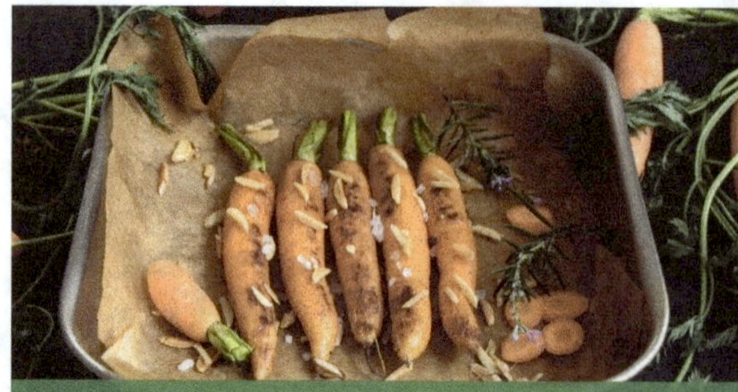

Nährwerte: Kalorien 120 kcal; Kohlenhydrate 15g; Protein 2g; Fett 7g

Zutaten:

- 500 g Karotten
- 3 EL Olivenöl
- 50 g Mandelsplitter
- Frischer Rosmarin
- Salz und Pfeffer

Zubereitung:

1. Anfangs die Karotten schälen und in längliche Stücke schneiden und den frischen Rosmarin grob hacken.

2. Danach die Karotten mit Olivenöl, Mandelsplittern und gehacktem Rosmarin vermengen und auf einem Backblech gleichmäßig verteilen.

3. Im nächsten Schritt im vorgeheizten Ofen bei 200 Grad Celsius ca. 20 Minuten backen, bis die Karotten weich und leicht gebräunt sind.

4. Abschließend mit Salz und Pfeffer würzen und sofort servieren. Guten Appetit!

Gerösteter Kürbis

Fertig in
40 Minuten

Portionen
4 Portionen

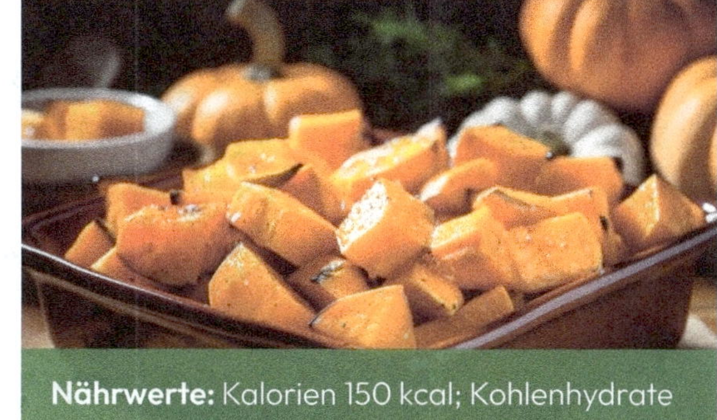

Nährwerte: Kalorien 150 kcal; Kohlenhydrate 20g; Protein 2g; Fett 8g

Zutaten:

- 1 kleiner Kürbis
- 3 EL Olivenöl
- 2 EL Honig
- Saft einer halben Zitrone
- Frischer Rosmarin
- Gemahlene Muskatnuss
- Salz und Pfeffer

Zubereitung:

1. Zu Beginn den Kürbis schälen, entkernen und in gleichmäßige Würfel schneiden und den frischen Rosmarin grob hacken.

2. Anschließend die Kürbiswürfel mit Olivenöl, Honig, Zitronensaft und gehacktem Rosmarin vermengen und auf einem Backblech gleichmäßig verteilen.

3. Nun im vorgeheizten Ofen bei 200 Grad Celsius ca. 30 Minuten backen, bis der Kürbis weich ist und eine goldbraune Farbe hat.

4. Zum Schluss mit gemahlener Muskatnuss, Salz und Pfeffer würzen und sofort servieren. Guten Appetit!

Gebackener Rosenkohl

Fertig in
25 Minuten

Portionen
4 Portionen

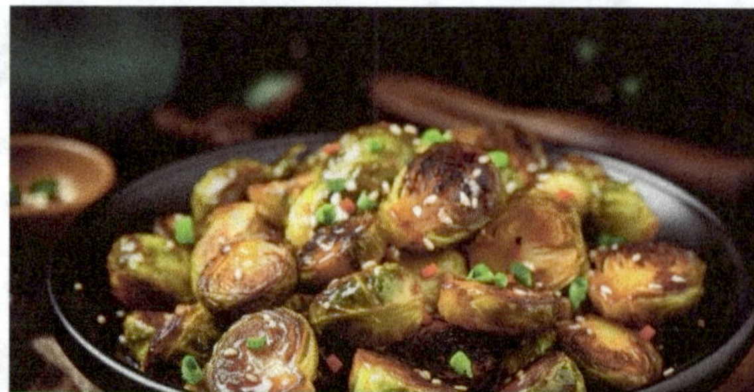

Nährwerte: Kalorien 100 kcal; Kohlenhydrate 10g; Protein 4g; Fett 6g

Zutaten:

- 500 g Rosenkohl
- 2 EL Olivenöl
- 2 EL Sesamsamen
- Frische Frühlingszwiebeln
- Salz und Pfeffer

Zubereitung:

1. Im ersten Schritt die äußeren Blätter vom Rosenkohl entfernen und die Rosenkohlröschen halbieren und die Frühlingszwiebeln in feine Ringe schneiden.

2. Daraufhin den Rosenkohl mit Olivenöl vermengen und auf einem Backblech gleichmäßig verteilen.

3. Jetzt im vorgeheizten Ofen bei 200 Grad Celsius ca. 20 Minuten backen, bis der Rosenkohl knusprig ist.

4. Im letzten Schritt mit Sesamsamen bestreuen, mit Salz und Pfeffer würzen, die geschnittenen Frühlingszwiebeln darüber streuen und sofort servieren. Guten Appetit!

Kräuter Kartoffeln

Fertig in
35 Minuten

Portionen
4 Portionen

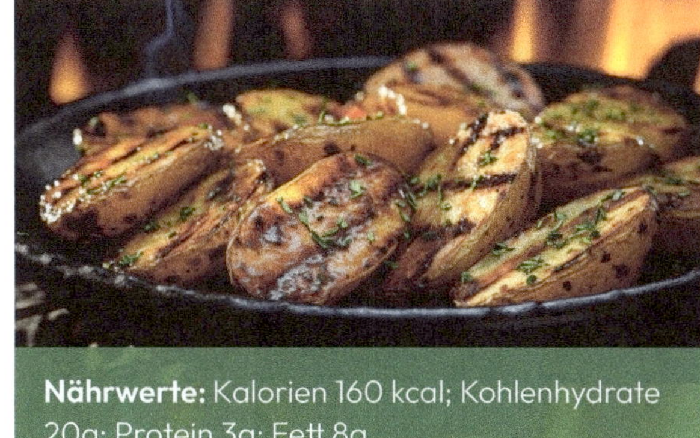

Nährwerte: Kalorien 160 kcal; Kohlenhydrate 20g; Protein 3g; Fett 8g

Zutaten:

- 800 g Kartoffeln (festkochend)
- 3 EL Olivenöl
- Frische Kräuter (Rosmarin, Thymian, Petersilie)
- Knoblauchpulver
- Paprikapulver
- Salz und Pfeffer

Zubereitung:

1. Am Anfang die Kartoffeln waschen und in gleichmäßige Würfel schneiden und die frischen Kräuter grob hacken.

2. Hiernach die Kartoffelwürfel mit Olivenöl, gehackten Kräutern, Knoblauchpulver und Paprikapulver vermengen und auf einem Backblech gleichmäßig verteilen.

3. Als nächstes im vorgeheizten Ofen bei 200 Grad Celsius ca. 30 Minuten backen, bis die Kartoffeln goldbraun und knusprig sind.

4. Am Ende mit Salz und Pfeffer würzen und sofort servieren. Guten Appetit!

Desserts

Die Desserts in diesem Kochbuch bieten süße Genüsse, die die Bedürfnisse von Menschen mit Morbus Crohn berücksichtigen. Mit ausgewählten Zutaten zubereitet, sind diese Desserts darauf ausgerichtet, sowohl köstlich als auch leicht verdaulich zu sein.

Milchreis

Fertig in
40 Minuten

Portionen
4 Portionen

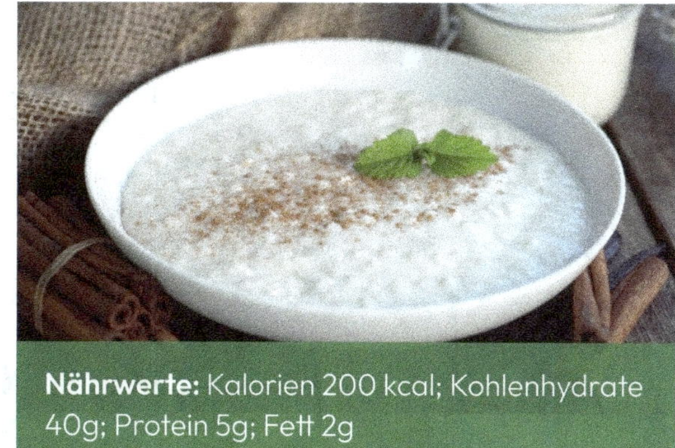

Nährwerte: Kalorien 200 kcal; Kohlenhydrate 40g; Protein 5g; Fett 2g

Zutaten:

- 1 Tasse Milchreis
- 4 Tassen Mandelmilch
- 1 Vanilleschote
- 1 Zimtstange
- 2 EL Honig
- 1 TL Zimt

Zubereitung:

1. Vorerst den Milchreis in einem Topf mit Mandelmilch, aufgeschnittener Vanilleschote und einer Zimtstange köcheln lassen, bis der Reis weich ist.

2. Anschließend die Vanilleschote und die Zimtstange entfernen und mit dem Honig süßen

3. Schließlich den Milchreis auf Schalen verteilen und mit Zimt garnieren. Guten Appetit!

Hüttenkäse mit Beeren

Fertig in
10 Minuten

Portionen
2 Portionen

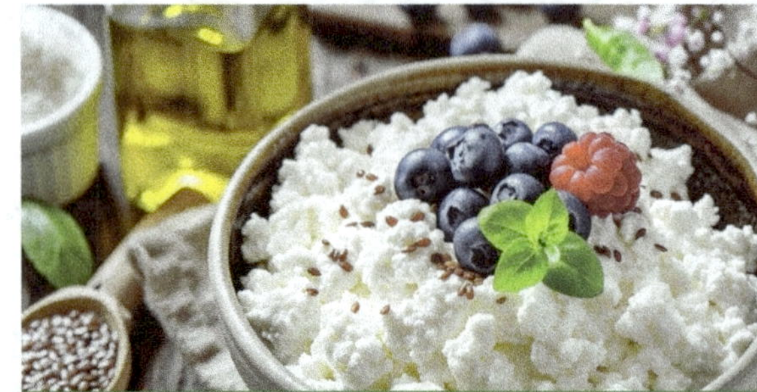

Nährwerte: Kalorien 180 kcal; Kohlenhydrate 15g; Protein 15g; Fett 8g

Zutaten:

- 150 g Hüttenkäse
- Handvoll Blaubeeren
- Handvoll Himbeeren
- 2 EL Leinsamen
- 2 EL Honig
- Frische Minze Blätter zur Garnitur

Zubereitung:

1. Als erstes den Hüttenkäse auf zwei Schalen verteilen und die Blaubeeren und Himbeeren gleichmäßig darauf verteilen.

2. Daraufhin die Leinsamen über das Obst streuen und den Hüttenkäse mit Honig beträufeln.

3. Als letztes mit frischen Minze Blättern garnieren und sofort servieren. Guten Appetit!

Schoko Bananen Waffeln

Fertig in
30 Minuten

Portionen
4 Portionen

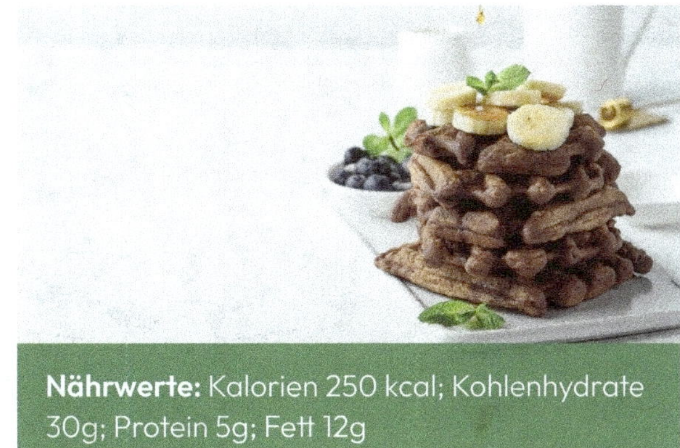

Nährwerte: Kalorien 250 kcal; Kohlenhydrate 30g; Protein 5g; Fett 12g

Zutaten:

- 2 Tassen Mandelmehl
- 2 TL Backpulver
- 2 EL Kakao (ungesüßt)
- 2 reife Bananen
- 1 Tasse Mandelmilch
- 2 Eier
- 2 EL Honig
- Kokosöl zum Einfetten
- Frische Bananenscheiben zur Garnitur

Zubereitung:

1. Zuerst das Mandelmehl, Backpulver und Kakao in einer Schüssel vermengen.

2. Jetzt die Bananen zerdrücken und mit Mandelmilch, Eiern und Honig zu den trockenen Zutaten geben.

3. Als nächstes alles zu einem glatten Teig verrühren, das Waffeleisen einfetten und den Teig portionsweise darin ausbacken, bis die Waffeln goldbraun und knusprig sind.

4. Zuletzt die Schoko Bananen Waffeln mit frischen Bananenscheiben garnieren. Guten Appetit!

Apfel Kompott

Fertig in
20 Minuten

Portionen
4 Portionen

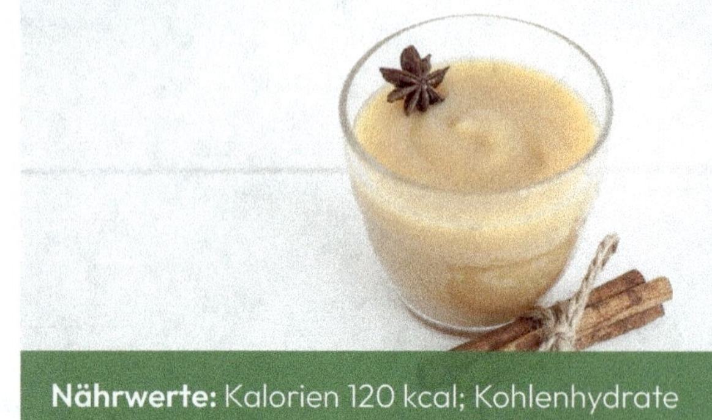

Nährwerte: Kalorien 120 kcal; Kohlenhydrate 30g; Protein 1g; Fett 0g

Zutaten:

- 4 Äpfel
- 1 Zimtstange
- Saft einer halben Zitrone
- 2 EL Honig
- ½ Tasse Wasser
- Frische Minze Blätter zur Garnitur

Zubereitung:

1. Vorab die Äpfel schälen, entkernen und würfeln und mit der Zimtstange, Zitronensaft, Honig und Wasser in einem Topf köcheln lassen, bis die Äpfel weich sind.

2. Im Anschluss die Zimtstange entfernen und das Apfel Kompott warm oder kalt servieren.

3. Letztlich mit frischen Minze Blättern garnieren und genießen. Guten Appetit!

Chia Papaya Pudding

Fertig in
4 Stunden
(inkl. Einweichzeit)

Portionen
2 Portionen

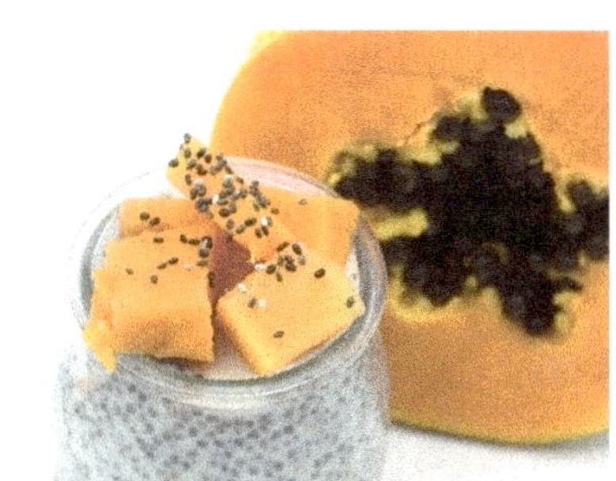

Nährwerte: Kalorien 220 kcal; Kohlenhydrate 20g; Protein 5g; Fett 15g

Zutaten:

- ½ Tasse Chia Samen
- 1 ½ Tassen Kokosmilch
- 1 EL Honig
- ½ TL Vanilleextrakt
- 1 frische Papaya
- Kokosraspeln zur Garnitur

Zubereitung:

1. Anfangs die Chia Samen mit Kokosmilch, Honig und Vanilleextrakt vermengen.

2. Danach die Mischung mindestens 4 Stunden oder über Nacht im Kühlschrank quellen lassen.

3. Währenddessen die Papaya schälen und würfeln und den Chia Pudding in Gläser füllen und mit der Papaya garnieren.

4. Abschließend mit Kokosraspeln bestreuen und sofort servieren. Guten Appetit!

Energiebällchen

Fertig in
15 Minuten

Portionen
12 Portionen

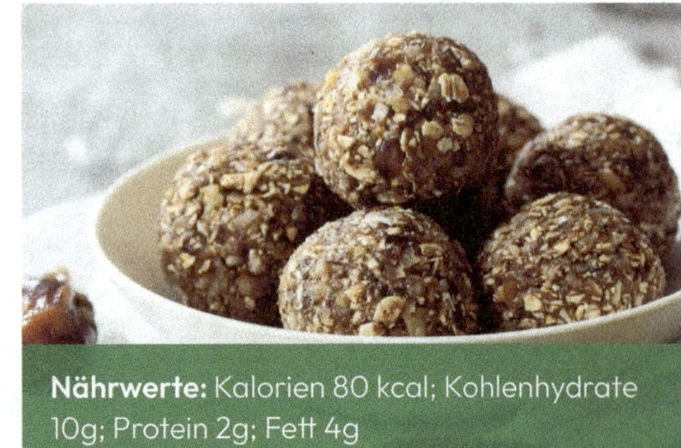

Nährwerte: Kalorien 80 kcal; Kohlenhydrate 10g; Protein 2g; Fett 4g

Zutaten:

- 1 Tasse entsteinte Datteln
- 1 Tasse Haferflocken
- ½ Tasse Mandeln
- 2 EL Chiasamen
- 1 TL Vanilleextrakt
- Prise Salz
- 3 EL Kokosflocken zum Wälzen
- 1 EL Zitronenzesten

Zubereitung:

1. Zu Beginn die Datteln, Haferflocken, Mandeln, Chiasamen, Vanilleextrakt und eine Prise Salz in einem Mixer zu einer klebrigen Masse verarbeiten.

2. Hiernach kleine Portionen der Mischung nehmen und zu Bällchen formen.

3. Im Anschluss in Kokosflocken wälzen und mit Zitronenzesten garnieren.

4. Zum Schluss die Energiebällchen in einem luftdichten Behälter im Kühlschrank aufbewahren und sofort genießen. Guten Appetit!

Blaubeere Sorbet

Fertig in
4 Stunden
(Einfrierzeit)

Portionen
4 Portionen

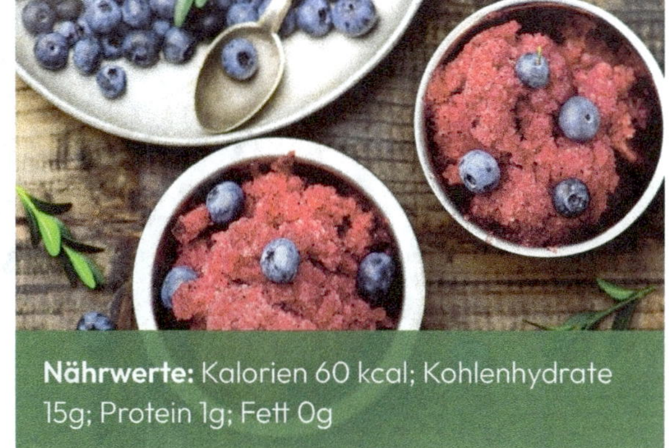

Nährwerte: Kalorien 60 kcal; Kohlenhydrate 15g; Protein 1g; Fett 0g

Zutaten:

- 2 Tassen Blaubeeren (frisch oder tiefgefroren)
- ¼ Tasse Honig
- Saft einer halben Zitrone
- Minzblätter zur Garnitur

Zubereitung:

1. Im ersten Schritt die Blaubeeren, Honig und Zitronensaft in einem Mixer pürieren, bis eine glatte Masse entsteht.

2. Dann die Mischung in eine flache, gefrierfeste Form geben und für mindestens 4 Stunden oder über Nacht einfrieren.

3. Nun das Sorbet aus dem Gefrierfach nehmen, kurz antauen lassen und mit einem Löffel kleine Kugeln formen.

4. Im letzten Schritt mit Minzblättern garnieren und sofort servieren. Guten Appetit!

Himbeere Joghurt

Fertig in
5 Minuten

Portionen
2 Portionen

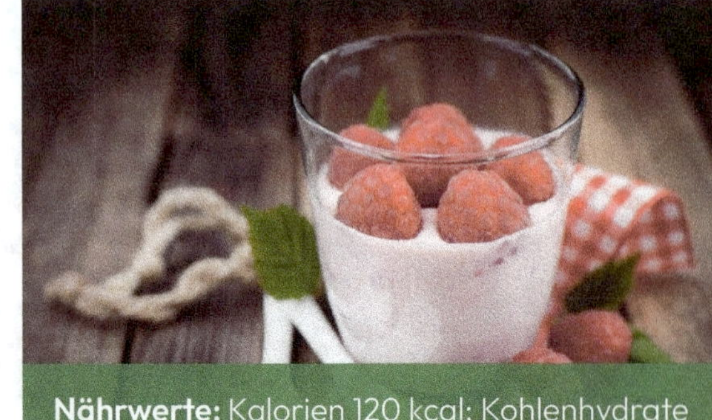

Nährwerte: Kalorien 120 kcal; Kohlenhydrate 15g; Protein 8g; Fett 3g

Zutaten:

- 1 Tasse griechischer Joghurt
- 2 Tassen frische Himbeeren
- 2 EL Honig
- Mandelblättchen zur Garnitur

Zubereitung:

1. Am Anfang den Joghurt mit 1 Tasse Himbeeren und dem Honig in einem Mixer fein pürieren.

2. Als nächstes den Joghurt Mix mit Zitronensaft beträufeln und mit Mandelblättchen garnieren.

3. Am Ende die restlichen Himbeeren darauf verteilen und sofort servieren. Guten Appetit!

Karotten Zimt Muffins

Fertig in
25 Minuten

Portionen
12 Muffins

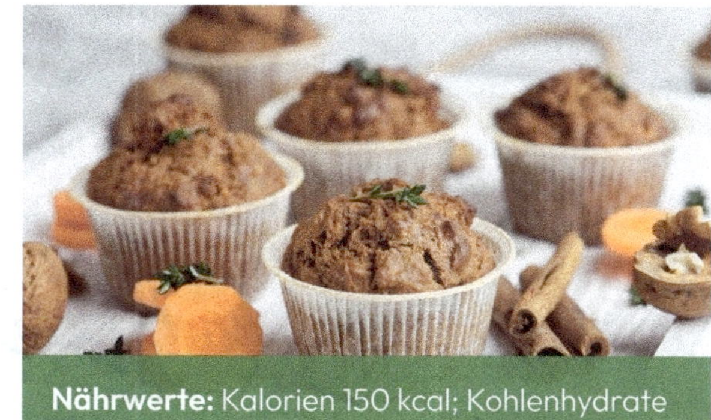

Nährwerte: Kalorien 150 kcal; Kohlenhydrate 20g; Protein 3g; Fett 7g

Zutaten:

- 2 Karotten
- 1 ½ Tassen Vollkornmehl
- ½ Tasse Hafermehl
- 1 TL Backpulver
- 1 TL Zimt
- ½ Tasse Mandelmilch
- ¼ Tasse Honig
- ¼ Tasse Kokosöl (geschmolzen)
- 2 Eier
- 1 TL Vanilleextrakt
- Prise Salz

Zubereitung:

1. Vorerst die Karotten reiben und mit dem Vollkornmehl, Hafermehl, Backpulver und Zimt in einer Schüssel vermengen.

2. Nachfolgend die Mandelmilch, Honig, geschmolzenes Kokosöl, Eier, Vanilleextrakt und eine Prise Salz hinzufügen und alles gut verrühren.

3. Im Anschluss den Teig in Muffinförmchen füllen und im vorgeheizten Ofen bei 180 Grad Celsius ca. 20 Minuten backen, bis die Muffins goldbraun sind.

4. Schließlich aus dem Ofen nehmen und abkühlen lassen und dann servieren. Guten Appetit!

Rote Beete Brownies

Fertig in
40 Minuten

Portionen
9 Brownies

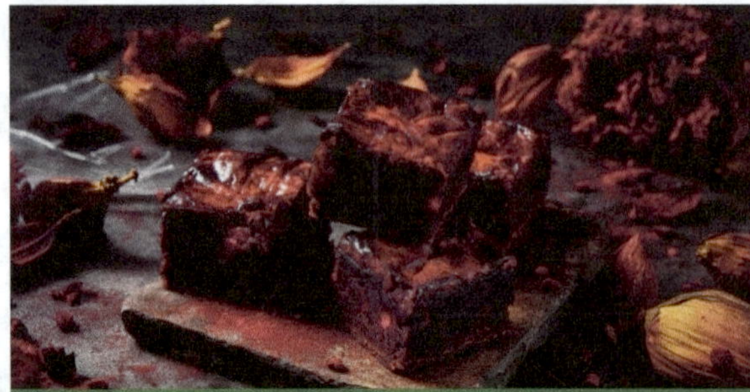

Nährwerte: Kalorien 120 kcal; Kohlenhydrate 15g; Protein 3g; Fett 6g

Zutaten:

- 2 Rote Beeten (gekocht)
- ½ Tasse Hafermehl
- ½ Tasse Mandelmehl
- ¼ Tasse Kakaopulver (ungesüßt)
- ¼ Tasse Honig
- ¼ Tasse Kokosöl (geschmolzen)
- 2 Eier
- 1 TL Vanilleextrakt
- 1 TL Backpulver
- Prise Salz

Zubereitung:

1. Als erstes die Roten Beeten pürieren und mit dem Hafermehl, Mandelmehl, Kakaopulver, Honig, Kokosöl, Eiern, Vanilleextrakt, Backpulver und einer Prise Salz vermengen.

2. Anschließend die Masse in eine Backform gießen und im vorgeheizten Ofen bei 180 Grad Celsius ca. 25 Minuten backen, bis die Brownies fest sind.

3. Als letztes aus dem Ofen nehmen und abkühlen lassen, bevor sie in Quadrate geschnitten werden. Guten Appetit!

14 Tage Ernährungsplan

Tag 1

Tag 2

Tag 3

Tag 4

Tag 5

Morgens: Brot mit Hüttenkäse und Karotten   S.31

Mittags: Gebackene Conchiglie   S.93

Abends: Spargel Suppe   S.49

Tag 6

Morgens: Omelette mit Rucola und Tomaten   S.24

Mittags: Vollkornnudeln mit Rindfleisch   S.77

Abends: Erbsen Dip   S.109

Tag 7

Morgens: Banane Pancakes   S.19

Mittags: Zucchini Auflauf   S.101

Abends: Tomate Feta Salat   S.66

Tag 8

Morgens: Papaya Zimt Smoothie   S.34

Mittags: Karotten Risotto   S.98

Abends: Gebackene Karotten mit Mandeln   S.110

Tag 9

Morgens: Banane Haferflocken Joghurt   S.28

Mittags: Lachsfilet auf Spargel   S.91

Abends: Gebratener Fenchel   S.107

Tag 10

Morgens: Overnight Oats mit Äpfeln   S.21

Mittags: Aloo Gobi mit Reis   S.102

Abends: Kohlrabi Suppe   S.47

Tag 11

Morgens: Hafer-Zimt-Chia-Samen-Pudding   S.27

Mittags: Hähnchen Masala   S.72

Abends: Karotten Salat   S.56

Tag 12

Morgens: Omelett mit Spargel und Käse   S.30

Mittags: Spargel Feta Quiche   S.97

Abends: Kräuter Kartoffeln   S.113

Tag 13

Tag 14

Schlussworte

Mit diesen zahlreichen und leckeren Rezepten wird Ihnen die Therapie der Krankheit sehr viel leichter fallen. Sie werden schon zeitnah eine Besserung der Krankheit empfinden können.

Es kann sein, dass die Umstellung der Ernährung zu Anfang schwerfallen wird, dennoch wird die Verbesserung schnell eintreffen, da die Beschwerden nachlassen werden.

Ich hoffe sehr, dass ich Ihnen anhand der Rezepte bei dem Erreichen Ihres Zieles unterstützen kann, damit Sie so schnell wie möglich ein Ihr gewohntes Leben wieder leben können.

Haftungsausschluss

Die Umsetzung aller enthaltenen Informationen, Anleitungen und Strategien dieses Werkes erfolgt auf eigenes Risiko. Für etwaige Schäden jeglicher Art kann der Autor aus keinem Rechtsgrund eine Haftung übernehmen. Für Schäden materieller oder ideeller Art, die durch die Nutzung oder Nichtnutzung der Informationen bzw. durch die Nutzung fehlerhafter und/oder unvollständiger Informationen verursacht wurden, sind Haftungsansprüche gegen den Autor grundsätzlich ausgeschlossen. Ausgeschlossen sind daher auch jegliche Rechts- und Schadensersatzansprüche. Dieses Werk wurde mit größter Sorgfalt nach bestem Wissen und Gewissen erarbeitet und niedergeschrieben. Für die Aktualität, Vollständigkeit und Qualität der Informationen übernimmt der Autor jedoch keinerlei Gewähr. Auch können Druckfehler und Falschinformationen nicht vollständig ausgeschlossen werden. Für fehlerhafte Angaben vom Autor kann keine juristische Verantwortung sowie Haftung in irgendeiner Form übernommen werden.

Urheberrecht

Alle Inhalte dieses Werkes sowie Informationen, Strategien und Tipps sind urheberrechtlich geschützt. Alle Rechte sind vorbehalten. Jeglicher Nachdruck oder jegliche Reproduktion – auch nur auszugsweise – in irgendeiner Form wie Fotokopie oder ähnlichen Verfahren, Einspeicherung, Verarbeitung, Vervielfältigung und Verbreitung mit Hilfe von elektronischen Systemen jeglicher Art (gesamt oder nur auszugsweise) ist ohne ausdrückliche schriftliche Genehmigung des Autors strengstens untersagt. Alle Übersetzungsrechte vorbehalten. Die Inhalte dürfen keinesfalls veröffentlicht werden. Bei Missachtung behält sich der Autor rechtliche Schritte vor.

Herausgegeben durch:

Jan Maruhn

Dolgenseestraße 9G

10319 Berlin

Deutschland

E-Mail: verlag@web-ts.de